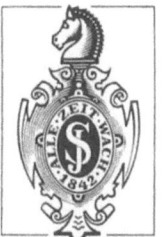

Die gastroenterologischen Fibeln werden herausgegeben von
S. Müller-Lissner und H. R. Koelz

Weitere Bände zu den Themen Leber, Galle, Kolon sind in Vorbereitung

P. Bauerfeind, R. Meier, C. Beglinger
H. R. Koelz

# Gastroskopiefibel

Zeichnungen Manuela Krebser

Springer-Verlag

Berlin Heidelberg New York
London Paris Tokyo
Hong Kong Barcelona
Budapest

Dr. med. Peter Bauerfeind
Dr. med. Rémy Meier
Medizinische Klinik,
Gastroenterologie
Kantonsspital Liestal
Rheinstraße 26
CH-4410 Liestal

Prof. Hans R. Koelz
Medizinische Klinik,
Abt. Gastroenterologie
Triemli-Spital
CH-8063 Zürich

PD Dr. med. Christoph Beglinger
Gastroenterologie Kantonsspital Basel
Petersgraben 4
CH-4031 Basel

ISBN-13: 978-3-540-56856-8      e-ISBN-13: 978-3-642-78312-8
DOI: 10.1007/ 978-3-642-78312-8

Die Deutsche Bibliothek – CIP-Einheitsaufnahme. Gastroskopiefibel / P. Bauerfeind ... [Hrsg. von S. Müller-Lissner und H. R. Koelz]. – Berlin ; Heidelberg ; New York ; London ; Paris ; Tokyo ; Hong Kong ; Barcelona : Springer, 1994
NE: Peter Bauerfeind

Das Werk ist urheberrechtlich geschützt. Die dadurch begründeten Rechte, insbesondere die der Übersetzung, des Nachdrucks, des Vortrags, der Entnahme von Abbildungen und Tabellen, der Funksendung, der Mikroverfilmung oder der Vervielfältigung auf anderen Wegen und der Speicherung in Datenverarbeitungsanlagen, bleiben, auch bei nur auszugsweiser Verwertung, vorbehalten. Eine Vervielfältigung dieses Werkes oder von Teilen dieses Werkes ist auch im Einzelfall nur in den Grenzen der gesetzlichen Bestimmungen des Urheberrechtsgesetzes der Bundesrepublik Deutschland vom 9. September 1965 in der jeweils geltenden Fassung zulässig. Sie ist grundsätzlich vergütungspflichtig. Zuwiderhandlungen unterliegen den Strafbestimmungen des Urheberrechtsgesetzes.

© Springer-Verlag Berlin Heidelberg 1994

Die Wiedergabe von Gebrauchsnamen, Handelsnamen, Warenbezeichnungen usw. in diesem Werk berechtigt auch ohne besondere Kennzeichnung nicht zu der Annahme, daß solche Namen im Sinne der Warenzeichen- und Markenschutz-Gesetzgebung als frei zu betrachten wären und daher von jedermann benutzt werden dürften.

Produkthaftung: Für Angaben über Dosierungsanweisungen und Applikationsformen kann vom Verlag keine Gewähr übernommen werden. Derartige Angaben müssen vom jeweiligen Anwender im Einzelfall anhand anderer Literaturstellen auf ihre Richtigkeit überprüft werden.

Zeichnungen: Manuela Krebser, 3, rue Aimée-Steinlen, CH-1800 Vevey
Bearbeitung und Reproduktion der Abbildungen: Chr. Bodentien, Neckargemünd
Satz: RTS Wiesenbach
21/3130 – 5 4 3 2 1 0 – Gedruckt auf säurefreiem Papier

# Vorwort

Die Gastroskopiefibel richtet sich – wie alle bisher erschienen Büchlein dieser Serie – an den praktizierenden Arzt. Sie soll den Kollegen, die nicht selbst endoskopieren, kurz und übersichtlich die Möglichkeiten der modernen Gastroskopie darstellen. Zunächst werden Technik und Instrumentarium vorgestellt, sowie ihre Indikationen, Kontraindikationen und Komplikationen aufgezeigt. Ausgehend von Symptomen und Befunden wird im Kapitel „Anwendungen" der Stellenwert der Gastroskopie in Diagnostik und Therapie erläutert.

Peter Bauerfeind
Rémy Meier
Christoph Beglinger
Hans Rudolf Koelz

# Inhaltsverzeichnis

Einleitung .................................... 1
Das Gastroskop ............................ 2
Bilddokumentation ......................... 4
Normalbefund ............................... 6
Vorbereitung und Nachbehandlung ............ 8
Kontraindikationen und Komplikationen ........ 10
Technik ..................................... 12
Histologie, Zytologie, Bakteriologie ............... 13
Instrumente zur Fremdkörperentfernung ........... 14
Injektionstherapie (Sklerotherapie) ................ 16
Hitzekoagulation ............................. 18
Lasertherapie ................................ 20
Elektrische Schlinge .......................... 22
Bougierung .................................. 24
Ballondilatation .............................. 26
Endoluminaler Tubus .......................... 28
Perkutane endoskopische Gastrostomie (PEG) ...... 30

**Anwendung** .................................. 32
Dyspepsie ................................... 32
NSAID ...................................... 34
Refluxösophagitis: Schweregrade ................ 36
Refluxösophagitis: endoskopische Kontrolle ........ 38
Ulkuskrankheit ............................... 40
Blutungslokalisation ........................... 42
Blutungsquellen .............................. 44
Ulkusblutung ................................ 46
Ösophagusvarizenblutung ...................... 48
Schluckstörung ............................... 50
Verätzung ................................... 52
Fremdkörperentfernung ........................ 54

Achalasie .................................. 56
Enterale Ernährung ........................... 58
Benigne Stenose ............................. 60
Maligne Stenose ............................. 62
Malignomrisiko .............................. 64
Varia ...................................... 66

**Sachverzeichnis** ............................ 69

# Einleitung

Die Gastroskopie hat in den letzten Jahren die radiologische Diagnostik des oberen Gastrointestinaltrakts weitgehend abgelöst. Der wesentliche Vorteil der Gastroskopie besteht in der Möglichkeit, Gewebsproben zu gewinnen. Die ursprünglich rein diagnostische Methode hat sich außerdem in den letzten Jahren zu einem therapeutisch wertvollen Mittel entwickelt. Die Gastroskopiefibel stellt die diagnostischen und therapeutischen Möglichkeiten der Gastroskopie vor.

## Übersichtsarbeiten

Blackstone MO (1984) Endoscopic interpretation. Raven, New York
Cotton P, Williams B (1990) Practical gastrointestinal endoscopy, 3rd edn. Blackwell, Oxford
Morrisey JF, Reichelderfer M (1991) Gastrointestinal endoscopy. N Engl J Med 325:1142–1149, 1214–1222
Ottenjahn R, Classen M (Hrsg) (1991) Gastroenterologische Endoskopie, 2. Aufl. Enke, Stuttgart

# Das Gastroskop

**Vergleich fiberoptisches Gastroskop und Videogastroskop**

Die Bildauflösung ist mit dem Videogastroskop höher als mit dem fiberoptischen Gastroskop. Trotzdem bietet das fiberoptische Gastroskop bei schwierigen Untersuchungsverhältnissen die bessere Sicht. Dies gilt vor allem bei Blutungen. Mit Hilfe einer aufsetzbaren Videokamera erlaubt auch das fiberoptische Gastroskop die Darstellung des Bildes auf einem Videobildschirm.

**Reinigung**

Moderne Endoskope und ihr Zubehör sind vollständig desinfizierbar. Eine Keimübertragung ist ausgeschlossen. Dies gilt auch für die Übertragung von HIV[1], Hepatitis[2] oder Helicobacter pylori.

---

[1] Fauci AS et al. (1984) Acquired immunodeficiency syndrome: epidemiologic, clinical, immunologic, and therapeutic considerations. Ann Intern Med 100:92–106

[2] O'Connor HJ, Axon ATR (1983) Gastrointestinal endoscopy: infection and disinfection. Gut 24:1067–1077

# Das Gastroskop

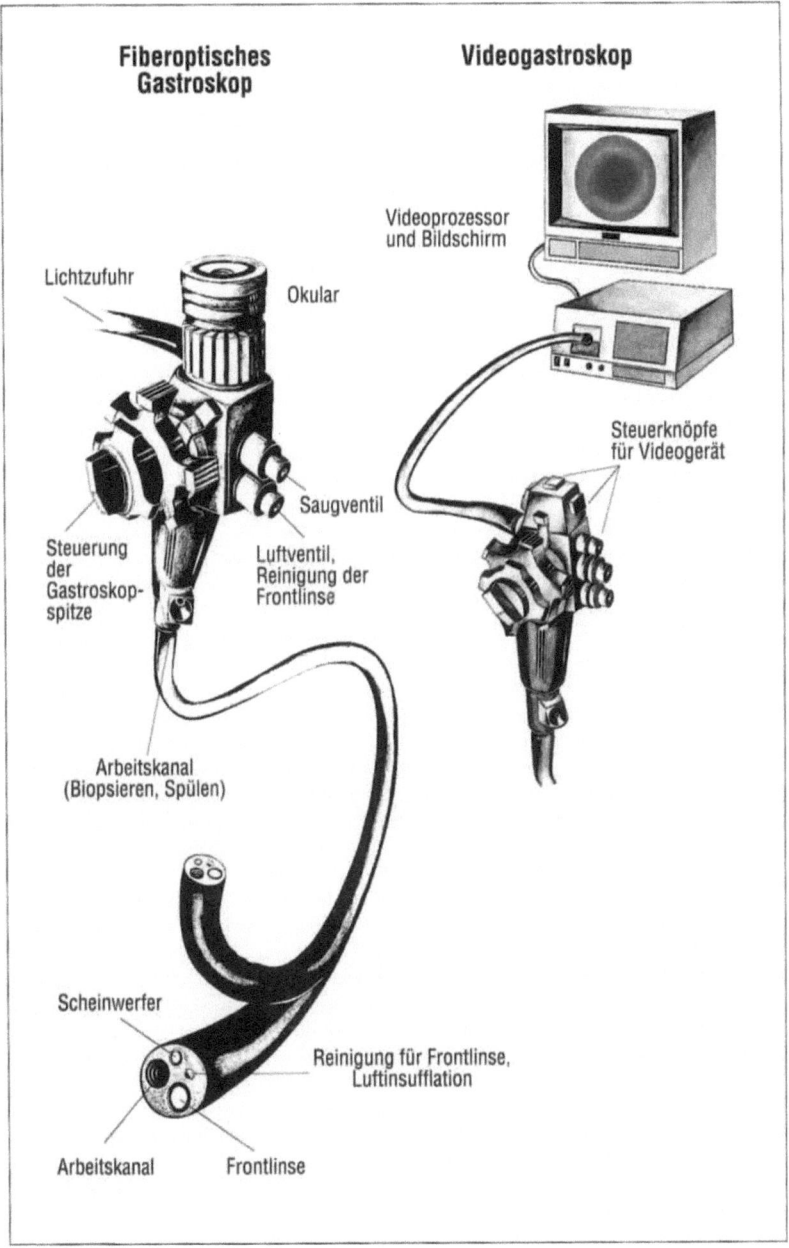

# Bilddokumentation

Die Bilddokumentation dient vor allem Ausbildungszwecken. Ferner kann sie die Beschreibung des schriftlichen Befundes illustrieren. Entscheidend für die Diagnose ist jedoch die direkte Beurteilung durch den Untersucher.

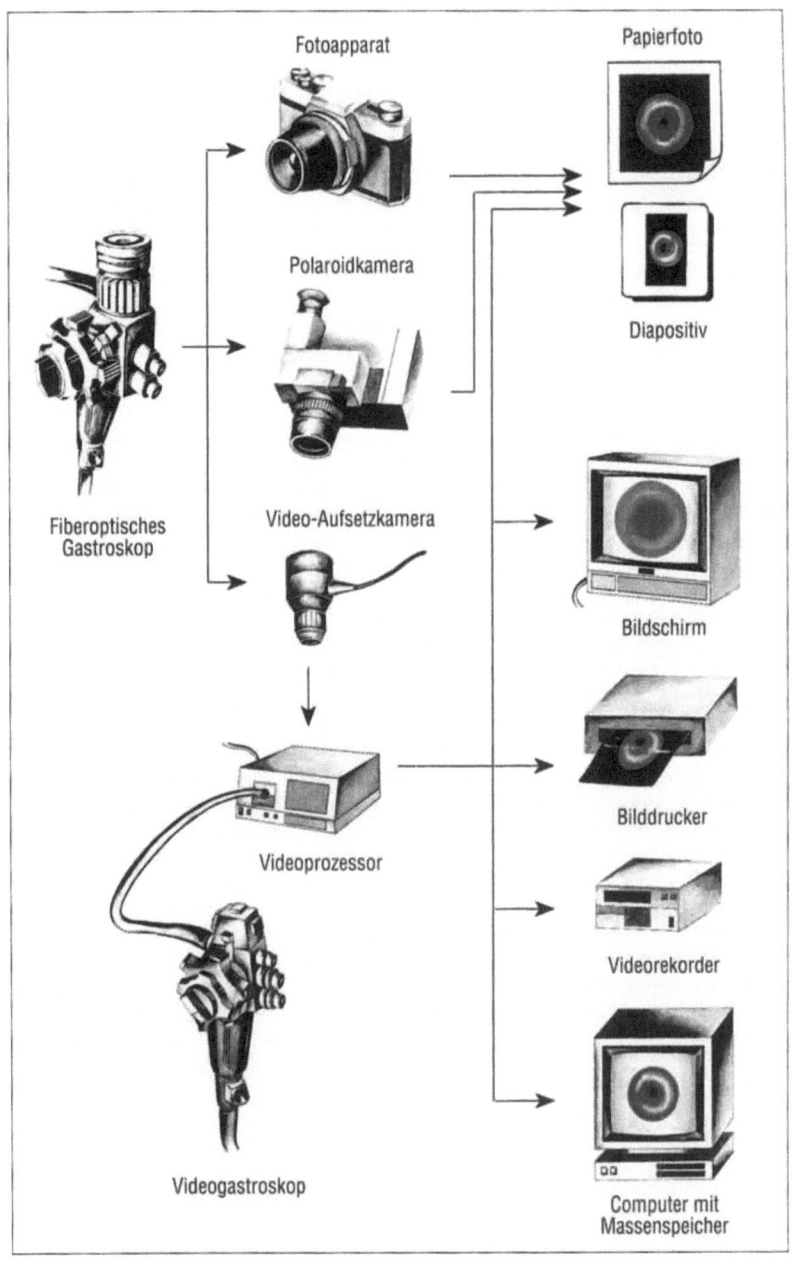

# Normalbefund[1,2]

### Einsehbarer Bereich

Die Ösophagogastroduodenoskopie erlaubt eine lückenlose Betrachtung der gesamten Mukosa des oberen Magen-Darm-Trakts. Oft kann das Endoskop bis zum Ende des Duodenums (Treitz-Ligament) vorgeschoben werden. Beim Rückzug können auch der Larynx und die Stimmbänder beurteilt werden.

### Ösuphaguseingang

Das Einführen des Gastroskops in den Ösophagus erfolgt heute unter ständiger endoskopischer Sicht. Abnormitäten im Bereich des Ösophaguseingangs, insbesondere ein Zenker-Divertikel, bedeuten deshalb kaum mehr ein Perforationsrisiko.

### Gastroösophagealer Übergang

Der Übergang von ösophagealem Plattenepithel in Magenmukosa heißt Ora serrata oder Z-Linie. Sie befindet sich normalerweise auf Höhe des gastroösophagealen Übergangs und ist scharf begrenzt. Bei mindestens 20 % der untersuchten Patienten findet sich eine axiale Hiatushernie.

### Untersuchungsdauer

Ohne besondere diagnostische oder therapeutische Maßnahmen dauert die Untersuchung 5–10 min.

---

[1] Ottenjahn R, Classen M (Hrsg) (1991) Gastroenterologische Endoskopie, 2. Aufl. Enke, Stuttgart
[2] Blackstone MO (1984) Endoscopic Interpretation. Raven, New York

# Normalbefund

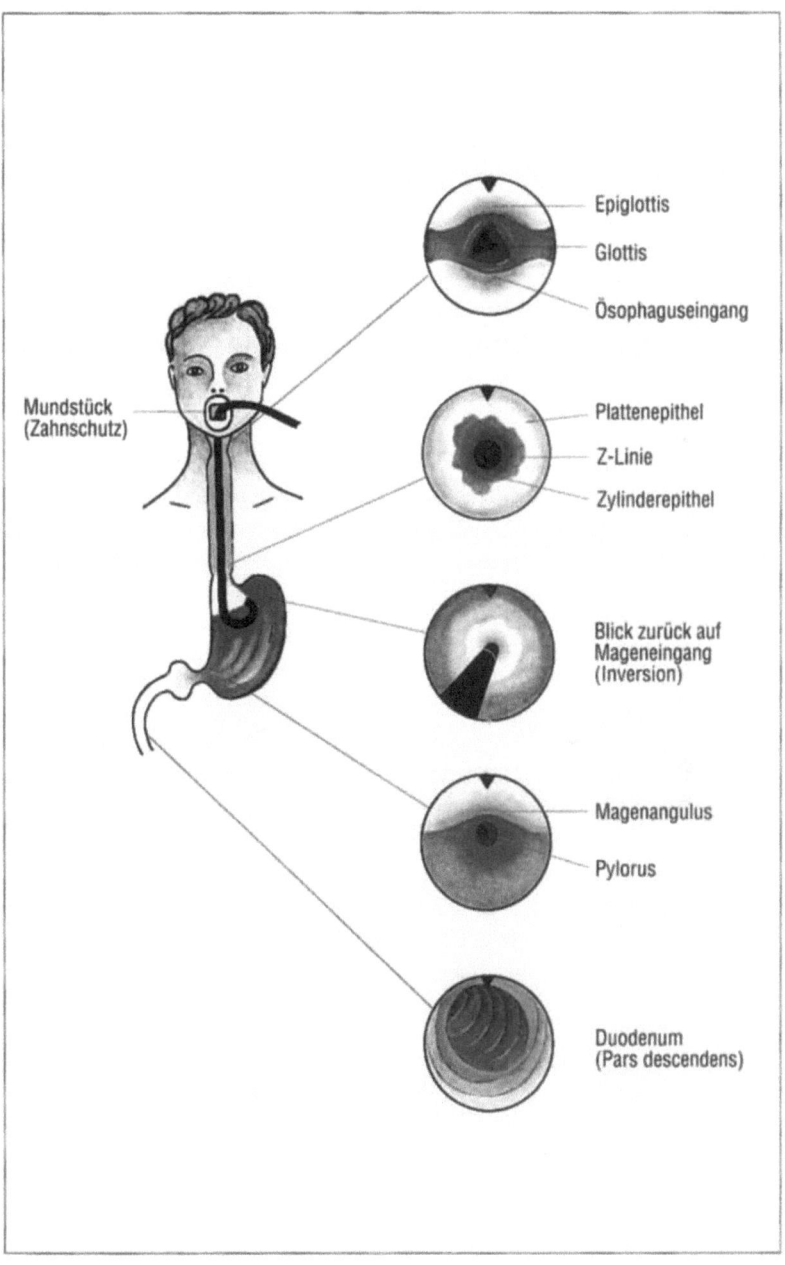

# Vorbereitung und Nachbehandlung

**Aufklärung**
In manchen Ländern ist eine formelle Einverständniserklärung des Patienten notwendig.

**Blutgerinnung**
Eine diagnostische Gastroskopie ohne zusätzliche invasive Eingriffe (wie z. B. Biopsie) kann auch bei stark gestörter Gerinnung, beispielsweise auch bei Antikoagulation im therapeutischen Bereich, ohne größeres Risiko durchgeführt werden.

**Nahrungskarenz in der Regel 12 h vor Endoskopie**
Nahrungsreste im Magen erschweren eine lückenlose Beurteilung und erhöhen das Aspirationsrisiko. Außer bei Notfalluntersuchungen soll deshalb der Patient nüchtern sein. Befinden sich nach 12stündiger Nahrungskarenz Speisen im Magen, so kann auf eine relevante Magenentleerungsstörung geschlossen werden.

**Prämedikation[1]**
Zur Prämedikation werden meist Benzodiazepine verwendet. Eine Beendigung der Wirkung durch Gabe eines Benzodiazepinantagonisten (Flumazenil) ist wertvoll bei Überdosierungserscheinungen. Wegen der im Vergleich zum Agonisten kürzeren Halbwertszeit ist z. B. das Lenken eines Fahrzeuges am gleichen Tag auch nach Gabe eines Antagonisten nicht gestattet. Ambulante Patienten sollten bereits bei der Terminvereinbarung auf diesen Umstand aufmerksam gemacht werden. Bei besonders unkooperativen Patienten ist eine Intubationsnarkose weniger riskant als exzessive Mengen von Sedativa.

**Überwachung während des Eingriffs**
Die wichtigste Überwachung ist die ständige Beobachtung des Patienten.

---

[1] Bell GD (1990) Premedication and intravenous sedation for upper gastrointestinal endoscopy. Aliment Pharmacol Therap 4:103–122

|  | Im Normalfall | Bei Sonderfall |
|---|---|---|
| *Vorbereitung* | **Nüchtern** seit Vorabend | Sofortige Endoskopie bei Notfallindikation |
|  | Aktuelle **Gerinnungsparameter** obligat bei Verdacht auf Gerinnungsstörung und vor Invasiven endoskopischen Maßnahmen (Prothrombinzeit >50%, Thrombozyten>50'000/µl) | |
| *Aufklärung* | Immer | Falls möglich |
| *Prämedikation* | Keine Eventuell i.v.-**Sedation** unmittelbar vor Eingriff (z. B. Midazolam) und/oder Rachenanästhesie | **Evtl. Endokarditisprophylaxe**[a] vor größeren invasiven Eingriffen **Analgetikum** i.v. bei schmerzhaften Eingriffen **Narkose:** Bei Kleinkindern immer. In der Regel bei Einlage eines Ösophagustubus. Ausnahmsweise bei unkooperativen Erwachsenen |
| *Überwachung während des Eingriffs* | Beobachtung | Pulsoxymetrie, evtl. EKG-Überwachung bei speziellem Risiko (z. B. schwere respiratorische oder kardiale Insuffizienz, Schock) |
| *Nachbetreuung* | **Keine Sedation:** Sofortige Entlassung **Nach Sedation:** Entlassung nach angemessener Beobachtungszeit. Am gleichen Tag kein Fahrzeug lenken lassen. Nach Rachenanästhesie: Essen und Trinken erlaubt nach etwa 1/2 h | Beobachtung und Nahrungskarenz je nach Eingriff. Eventuell Kurzhospitalisation |

[a] Gemäß entsprechenden Richtlinien.

# Kontraindikationen und Komplikationen

## Kontraindikationen

Eine Blutgerinnungsstörung sollte, wenn möglich, vor der Gastroskopie behoben werden. Eine verlängerte Prothrombinzeit stellt für eine rein diagnostische Gastroskopie keine Kontraindikation dar. Das Vorliegen eines Zenker-Divertikels stellt ebenfalls keine Kontraindikation dar; das Perforationsrisiko ist bei Einführen des Instruments unter Sicht sehr gering.

## Komplikationen

Die Komplikationsraten bei der rein diagnostischen Gastroskopie sind laut großen Sammelstatistiken sehr gering[1]. Bei therapeutischen gastroskopischen Maßnahmen ist eine Angabe von Komplikationsraten schwierig. Es müssen die Komplikationen der Erkrankung, die zur Gastroskopie geführt hat (z. B. Ösophagusvarizenblutung) von Komplikationen der Gastroskopie selbst unterschieden werden. Eine vorübergehende Bakteriämie läßt sich nach der Gastroskopie sehr häufig nachweisen. Bei gefährdeten Patienten muß eine Endokarditis-Prophylaxe durchgeführt werden.

---

[1] Habr-Gama A, Waye JD (1989) Complications and hazards of gastrointestinal endoscopy. World J Surg 13:193–201

| Diagnostische Gastroskopie[a] ||
|---|---|
| **Absolute Kontraindikationen** | **Relative Kontraindikationen** |
| Keine | • Akute koronare Herzkrankheit<br>• Schwere kardiopulmonale Insuffizienz<br>• Verdacht auf Perforation<br>• Verdacht auf dissezierendes Aortenaneurysma<br>• Schädelbasisfraktur<br>• Atlantoaxiale Subluxation<br>• Blutgerinnungsstörung |
| **Schwere Komplikationen < 0,1 % (insgesamt)** | **Hauptursachen** |
| • Atemstillstand | • Prämedikation |
| • Hypoxämie | • Prämedikation<br>Begleiterkrankungen |
| • Pneumonie | • Aspiration |
| • Asphyxie | • Aspiration |
| • Perforation | • Zenker-Divertikel<br>Unruhiger Patient |
| • Herzrhythmusstörungen | • Begleiterkrankungen |
| **Mortalität < 0,01 %** ||

[a] Kontraindikationen und Komplikationen bei therapeutischen Maßnahmen siehe einzelne Kapitel (z. B. Polypektomie etc.)

# Technik

## Histologie, Zytologie, Bakteriologie

### Histologie

Die makroskopische Beurteilung genügt in den meisten Fällen. Eine wichtige Ausnahme ist das Ulcus ventriculi; hier ist eine sichere Dignitätsbeurteilung makroskopisch nicht möglich. Eine chronische Gastritis kann nur mikroskopisch diagnostiziert werden[1]. Im Duodenum ist eine Biopsieentnahme sinnvoll zur Suche einer Mukosaatrophie im Rahmen einer Diarrhö- oder Malabsorptionsabklärung. Die endoskopische Biopsie kann heute fast immer die „blinde" Saugbiopsie ersetzten. Bei normaler Gerinnung besteht eine äußerst geringe Gefahr von Komplikationen.

### Bakteriologie

Die dargestellte Methode mit Doppelkatheter und intraluminal entfernbarem Wachspfropfen erlaubt die sterile Entnahme von Magen- oder Duodenalsaft[2].

---

[1] Corea P, Yardley JH (1992) Grading and classification of chronic gastritis: one American response to the Sidney system. Gastroenterology 102:355–359
[2] Bardhan P, Gyr K, Beglinger C et al. (1992) Diagnosis of bacterial overgrowth after culturing proximal small-bowel aspirate obtained during routine upper gastrointestinal endoscopy. Scand. J. Gastroenterol. 27:253–256

## Histologie

**Indikationen**
Makroskopisch unklarer Befund:
Frage nach Dignität (z.B. bei Ulcus
ventriculi), Entzündung (z.B. bei
Verdacht auf Gastritis), Atrophie
(z.B. bei Verdacht auf Sprue)

**Kontraindikationen**
Gerinnungsstörung
einschließlich Antikoagulation
(Prothrombinzeit < 50 %,
Thrombozyten < 50'000/µl)

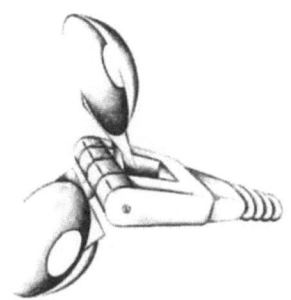

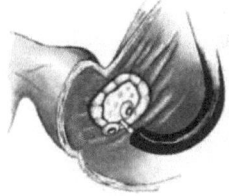

## Zytologie

**Indikationen**
Frage nach Virusösophagitis
(z.B. Zytomegalie, Herpes)
oder nach Malignom,
wenn Biopsie unmöglich

**Kontraindikationen**
Keine

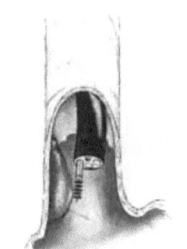

## Bakteriologie

**Indikationen**
Frage nach bakterieller
Überwucherung

**Kontraindikationen**
Keine

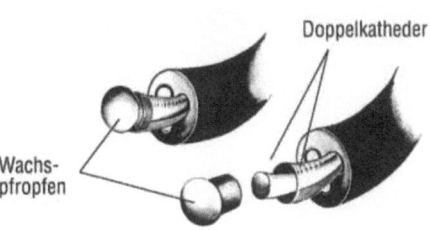

Doppelkatheder

Wachs-
pfropfen

## Instrumente zur Fremdkörperentfernung[1]

Zur Fremdkörperentfernung steht eine große Auswahl verschiedener „Werkzeuge" zur Verfügung. Das geeignetste Greifinstrument wird oft am besten vor der Untersuchung ausgewählt. Dazu sollte es an einem Gegenstand ausprobiert werden, der dem verschluckten Fremdkörper gleicht.

### Schutzschlauch

Der Schutzschlauch dient der gefahrlosen Entfernung von scharfen oder spitzen Fremdkörpern. Dabei wird das Gastroskop vor der Endoskopie in den Schutzschlauch gesteckt und mit diesem zusammen eingeführt. Der Fremdkörper wird gefaßt und mit dem Endoskop in den Schutzschlauch eingezogen. Schutzschlauch, Fremdkörper und Endoskop werden gemeinsam aus dem Magen gezogen. Der Schutzschlauch umgibt dabei den gefährlichen Fremdkörper und schützt den Ösophagus vor Verletzungen.

### Komplikationen

Verletzung vor allem des Ösophagus durch spitzen oder scharfen Fremdkörper. Pulmonale Aspiration von Mageninhalt, da die Patienten oft nicht nüchtern sind.

---
[1] Webb W (1988) Management of foreign bodies of the upper gastrointestinal tract. Gastroenterology 94:204–216

Instrumente zur Fremdkörperentfernung

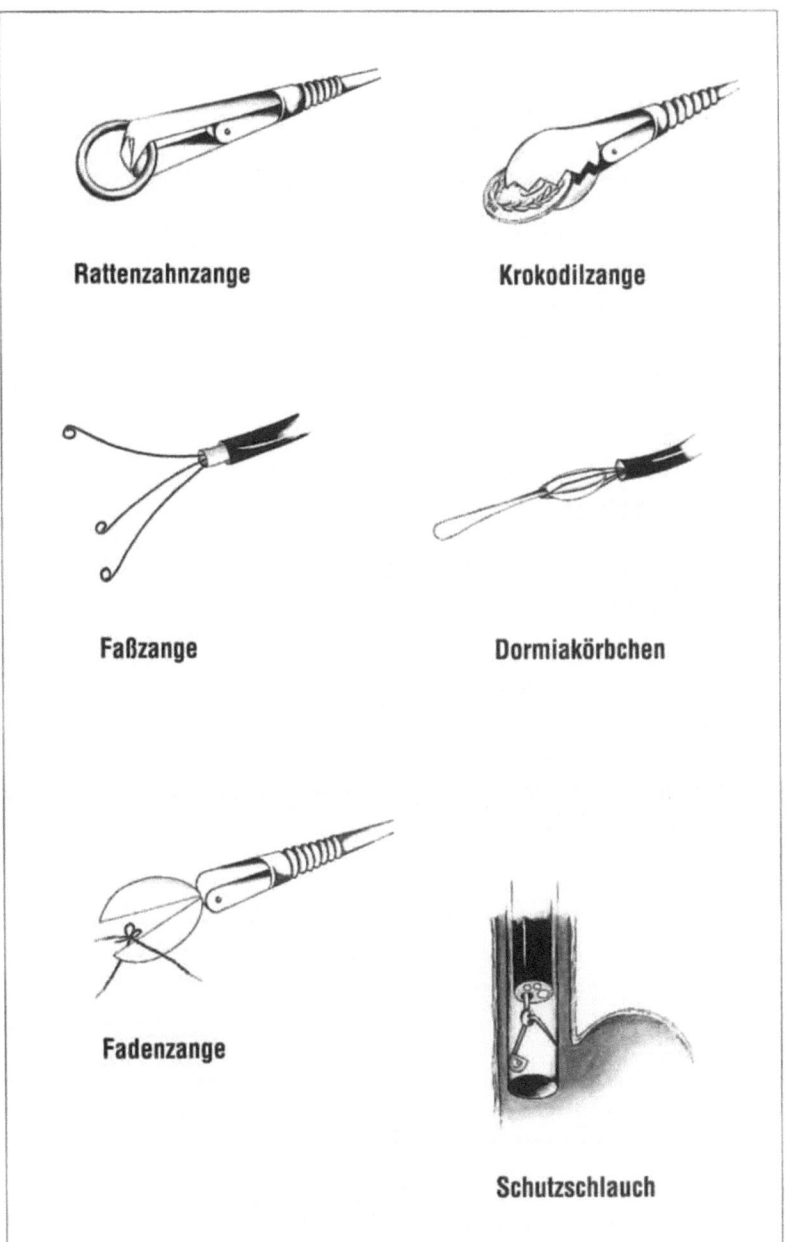

## Injektionstherapie (Sklerotherapie)

Zur Injektionstherapie von blutenden Ösophagusvarizen wird meist 1- bis 2%iges Polidocanol in Mengen von 10–40 ml verwendet[1]. Bei blutenden Ulcera kann ebenfalls Polidocanol verwendet werden, allerdings in kleineren Mengen (2–5 ml). Daneben werden auch Alkohol, NaCl oder verdünnte Lösungen von (Nor)Adrenalin oder Vasopressin verwendet[2]. Neben der Injektionstherapie wurde zur Behandlung von Ösophagusvarizen die **endoskopische Ligatur** beschrieben[3]. Die Erfahrung mit der Methode ist bislang sehr beschränkt.

## Komplikationen

In seltenen Fällen kann es zu Perforationen kommen. Nach der Sklerosierung von Ösophagusvarizen bildet sich oft ein Ulkus.

## Vor- und Nachbehandlung

Die Spülung des Magens vor der Gastroskopie bei akuter Blutung ist meist nicht sinnvoll. Nach Sklerosierung bei akuter Blutung empfiehlt sich eine Nahrungskarenz während 24 h.

---

[1] Liebermann D (1990) Endoscopic therapy for bleeding. Endoscopy 87:75–88

[2] Cook DJ, Guyatt GH, Salena BJ, Laine LA (1992) Endoscopic therapy for acute nonvariceal upper gastrointestinal hemorrhage: a meta-analysis. Gastroenterology 102: 139–148

[3] Stiegmann GV, Goff JS, Michaletz-Onody PA, et al. (1992) Endoscopic sclerotherapy as compared with endoscopic ligation for bleeding esophageal varices. N Engl J Med 326:1527–1532

# Injektionstherapie (Sklerotherapie)

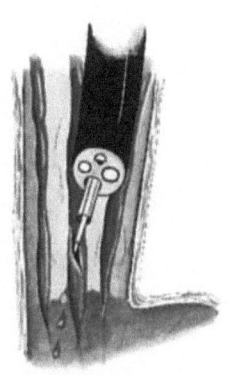

Ösophagusvarizen

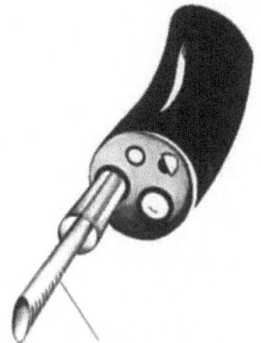

Sklerosierungsnadel

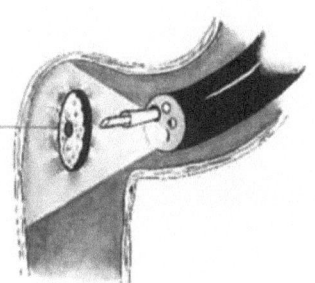

Ulcus duodeni mit Gefäßstumpf

| Indikationen | Kontraindikationen |
|---|---|
| Blutstillung bei<br>- Varizen    - Dieulafoy-Läsion<br>- Ulkus      - Malloy-Weiss-Läsion<br>- Tumor    - Angiodysplasie<br>- Polyp | Keine |

## Hitzekoagulation

### Elektrokoagulation[1]

Die Hitzewirkung entsteht mittels eines Kurzschlußstroms durch das Gewebe. Monopolare Sonden führen angeblich zu einer Koagulation, die tiefer in das Gewebe reicht als eine Koagulation durch bi- oder multipolare Sonden.

### „Heater probe"

Es handelt sich um eine Sonde, deren Spitze elektrisch erwärmt wird.

### Laser

Auch Laserstrahlen führen zu einer Hitzekoagulation (näheres s. S. 20).

### Komplikationen

In seltenen Fällen kann es zu Perforationen kommen.

---

[1] Laine L (1987) Multipolar electrocoagulation in the treatment of active upper gastrointestinal tract hemorrhage, a prospective controlled trial. N Engl Med J 316:1613–1617

# Hitzekoagulation

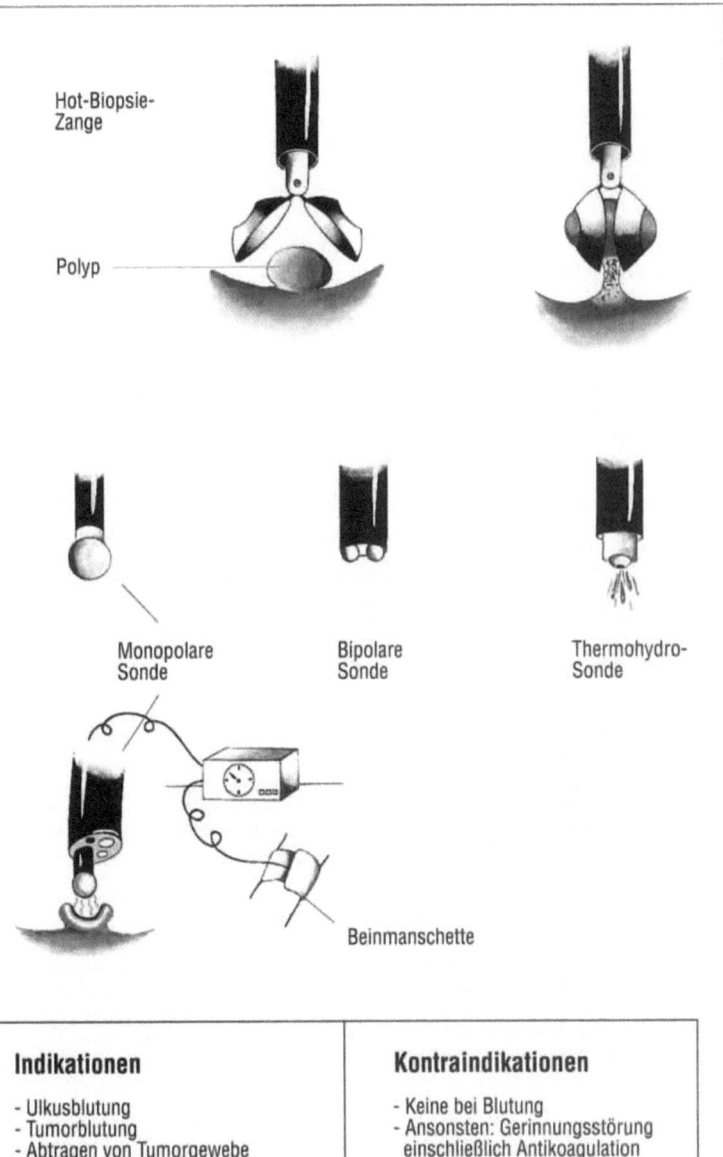

### Indikationen

- Ulkusblutung
- Tumorblutung
- Abtragen von Tumorgewebe
- Koagulation von Angiodysplasien

### Kontraindikationen

- Keine bei Blutung
- Ansonsten: Gerinnungsstörung einschließlich Antikoagulation (Prothrombinzeit < 50 % Thrombozyten <50´000/µl)

Technik

## Lasertherapie[1]

### Gerät

Verwendet wird heute meist ein Nd:YAG-Lasergerät (Neodynium:Yttrium Aluminium Garnet) mit einer Wellenlänge im Infrarotbereich (etwa 1 µm). Die Lasertherapie wirkt über eine Hitzekoagulation, wobei bei höherer Energie das Gewebe verdampft wird.

### Indikation

Die Lasertherapie ist bezüglich Ausrüstung eine aufwendige Methode. Sie kommt bei Tumorstenosen des Ösophagus und ungenügender Wirkung der Bougierungstherapie in Frage. Besonders geeignet sind kurzstreckige und vorwiegend exophytische sowie anämisierend blutende Tumoren des Ösophagus und des Magens. Die Lasertherapie erfolgt oft kombiniert mit einer Bougierungsbehandlung.

### Vor- und Nachbehandlung

Bei tief reichendem oder exophytischem Tumor und geringer Energieanwendung kann die Behandlung ambulant erfolgen. Zur Prämedikation genügen die üblichen Sedativa und Analgetika.

### Komplikationen

Die Hauptgefahr ist die Perforation.

---

[1] Reilly HF, Fleischer DE (1991) Palliative treatment of esophageal carcinoma using laser and tumor probe therapy. Gastroenterol Clin North Am. 20:731–742

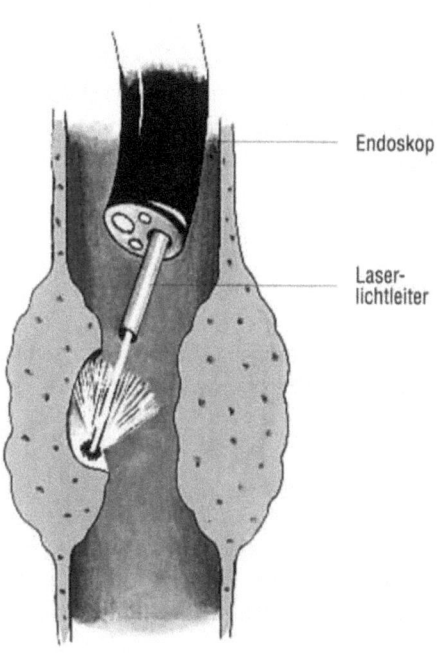

### Indikationen

**Gut geeignet**

Kurze Tumorstenose
Exophytischer Tumor
Gerade Stenose
Tumorblutung
Ulkusblutung

**Wenig oder nicht geeignet**

Lange Tumorstenose
Submuköser Tumor
Gekrümmte Stenose
Fistel

## Elektrische Schlinge

Die elektrische Schlinge eignet sich zur Abtragung von Polypen und – bei verdickter Magenwand – zur Entnahme von Biopsien aus tieferen Schichten. Zur weiteren Diagnostik kann zusätzlich zur Endoskopie eine radiologische Untersuchung (z.B. Magen-Darm-Passage, Computertomographie) hilfreich sein.

## Komplikationen

Bei der Abtragung von Polypen oder bei Schlingenbiopsien kann es zu einer größeren Blutung oder Perforation kommen.

## Vor- und Nachbehandlung

Nach der Entfernung von großen Polypen sollte eine Nahrungskarenz von 24 h eingehalten werden: Ein leerer Magen erleichtert eine erneute Gastroskopie und reduziert das Aspirationsrisiko bei eventueller Operation.

# Elektrische Schlinge

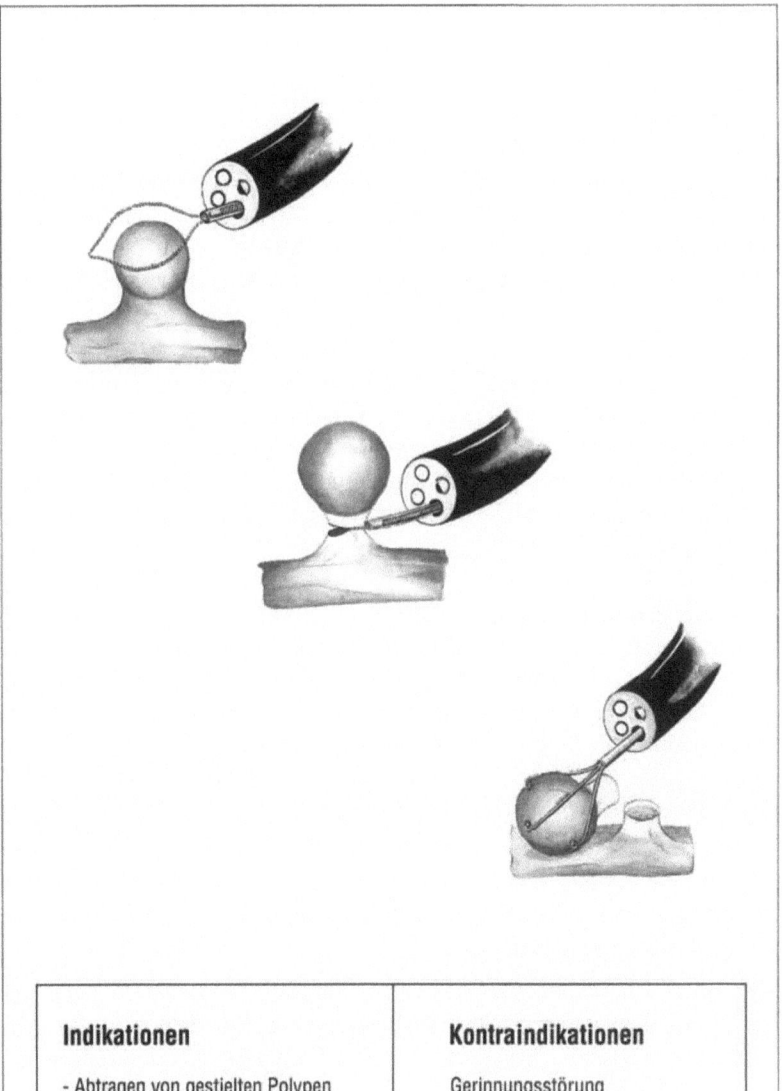

| Indikationen | Kontraindikationen |
|---|---|
| - Abtragen von gestielten Polypen<br>- Schlingenbiopsie bei Verdacht auf submuköse Veränderung (z.B. Linitis plastica, Lymphom, Morbus Ménétrier) | Gerinnungsstörung einschließlich Antikoagulation (Prothrombinzeit < 50 %, Thrombozyten < 50´000 /µl) |

## Bougierung[1]

Die Bougierung ist die Initialbehandlung der meisten Stenosen. Die Behandlungsfrequenz richtet sich nach der Dysphagie. Meist werden konische Bougies mit einem Durchmesser von etwa 5–16 mm verwendet. Sehr derbe Stenosen erfordern gelegentlich die Anwendung von Metall-Oliven nach Eder-Puestow.

**Führungsdraht**
Zur Vermeidung einer Via falsa wird heute fast immer ein Führungsdraht verwendet, welcher bei endoskopisch passierbarer Stenose unter direkter Sicht oder sonst unter Durchleuchtungskontrolle eingelegt wird. Die „blinde" Bougierung (ohne Führungsdraht) mit Hartgummi- oder Quecksilberbougies kommt ausnahmsweise als Selbstbehandlung bei besonders kooperativen und geschickten Patienten in Frage.

**Vor- und Nachbehandlung**
Die Bougierung wird meist ambulant unter üblicher Sedation durchgeführt. Eine vorhergehende Röntgenuntersuchung ist erwünscht, jedoch nicht Voraussetzung. Außer einer Angleichung der Nahrung an die erreichte Lumenweite ist keine besondere Nachbehandlung nötig.

**Komplikationen**
Die wichtigste Komplikation ist die Perforation. Bei diesem Verdacht muß sogleich eine Röntgenuntersuchung mit einem wasserlöslichem Kontrastmittel durchgeführt werden. Bei Verdacht auf ösophagopulmonale Fistel sollte jedoch Barium verwendet werden.

Sehr selten kommen relevante Blutungen vor. Bei Stenosen nach Verätzung oder Bestrahlung ist ein erhöhtes Perforationsrisiko, bei Stenosen nach Sklerosierung von Ösophagusvarizen ein hohes Blutungsrisiko zu beachten.

---

[1] Tytgat GNJ (1991) Endoskopisch geführte Dilatation und Protheseninplantation. In: Ottenjahn R, Classen M (Hrsg) Gastroenterologische Endoskopie, 2. Auflage Enke, Stuttgart

# Bougierung

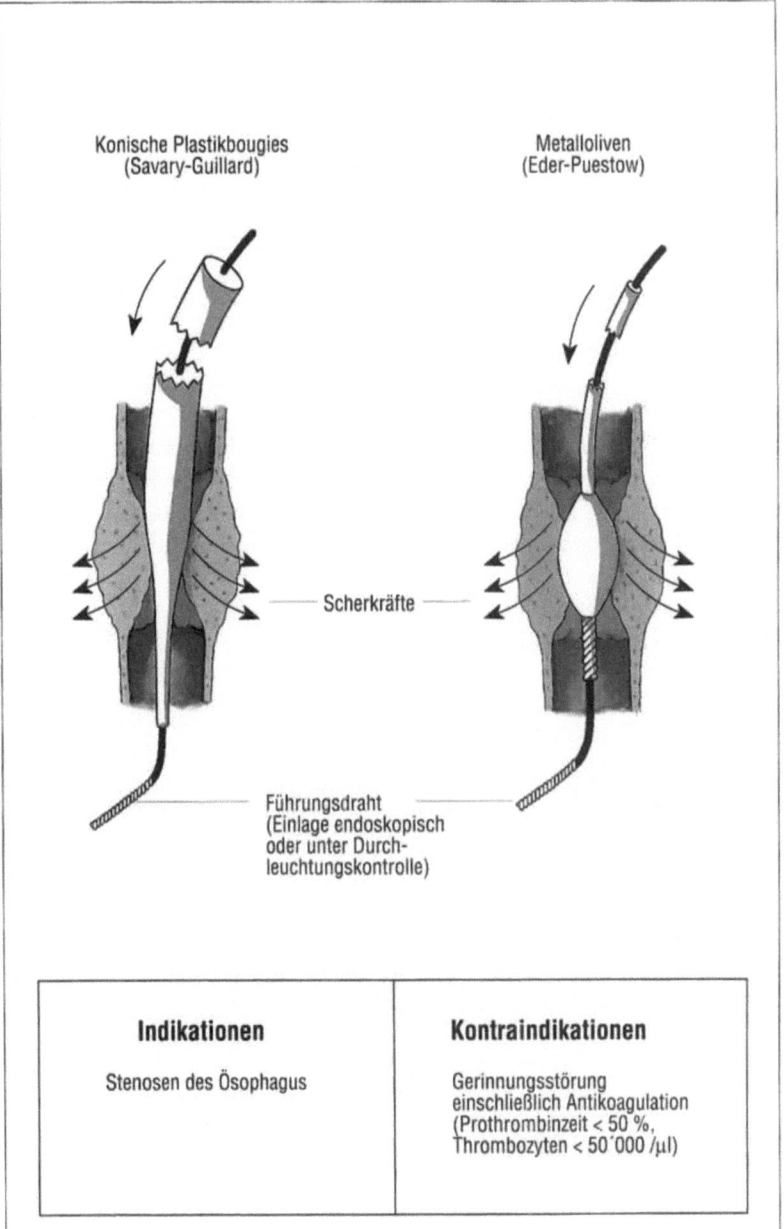

## Ballondilatation

Unter üblicher Sedation und evtl. Analgesie wird zuerst endoskopiert. Dabei werden vor allem Anhaltspunkte für einen Tumor gesucht. Die Lage des anschließend in den distalen Ösophagus eingeführten Ballons wird unter Durchleuchtung kontrolliert. In der Regel wird der Ballon für je etwa 1 min unter einen Druck von 100, 200 und evtl. 300 mm Hg gesetzt.

Bei der nachfolgenden Endoskopie und radiologischen Kontrolle mit wasserlöslichem Kontrastmittel wird eine Perforation gesucht. Gleichzeitig kann die Passage beurteilt werden. Eine Dilatation unter Sicht wird durch zwei andere Methoden ermöglicht. Bei einer Methode wird der Ballon auf dem Endoskop befestigt, die Beobachtung erfolgt unter Inversion des Gastroskops[1]. Bei der 2. Methode wird der Ballon durch den Biopsiekanal des Endoskops geschoben, dann unter Sicht plaziert und gefüllt[2].

## Vor- und Nachbehandlung

Kooperative Patienten benötigen – nach einer Überwachung von einigen Stunden – keine Hospitalisation. Essen und Trinken ist am nächsten Tag erlaubt.

## Komplikationen

Am häufigsten ist die Perforation (1–2 %). Relevante Blutungen sind selten. Im Gegensatz zur chirurgischen Myotomie ist nach pneumatischer Dilatation eine gastroösophageale Refluxkrankheit selten.

---

[1] Witzel L, Schilt W (1979) Pneumatische Dilatation der Achalasie mit einem neuen, auf das Endoskop fixierbaren Dilatator. Z Gastroenterol 17:767–768

[2] Lindor KD, Ott BJ, Hughes RW jr. (1989) Ballon dilatation of upper digestive tract strictures. Gastroenterology 89:545–548

# Ballondilatation

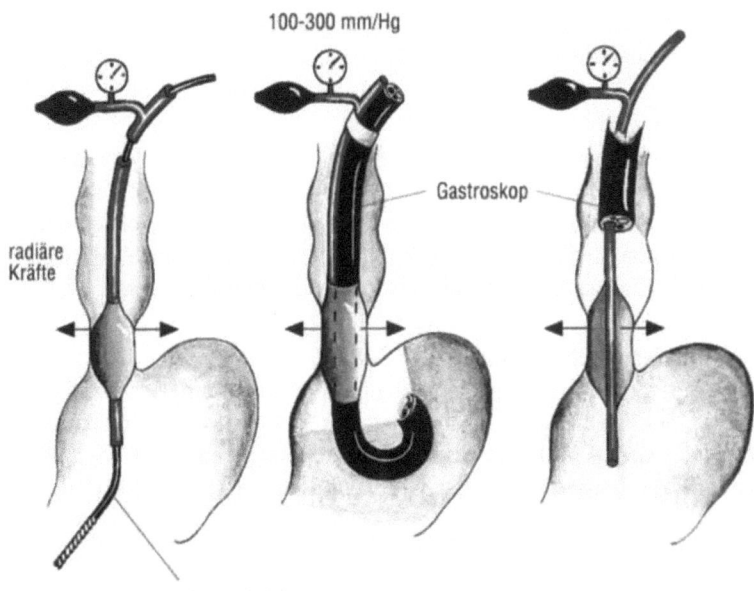

| Indikationen | Kontraindikationen |
|---|---|
| Stenosen des Ösophagus, des Magens und des Duodenums<br><br>Achalasie | Gerinnungsstörung einschließlich Antikoagulation (Prothrombinzeit < 50 %, Thrombozyten < 50'000 /μl) |

# Endoluminaler Tubus[1]

## Typen
Die bisher verwendeten Tuben sind praktisch starre Kunststoffrohre, die meist mit einer Drahtspirale verstärkt sind. Neuerdings gibt es selbstexpandierende Spiral- oder Scherengitterkonstruktionen, welche eine schonendere Einlage ermöglichen („Wallstents").

## Indikation
Besonders geeignet sind Tumorstenosen mit ösophagopulmonaler Fistel. Wenn die Fistel nicht innerhalb der Stenose liegt, muß die Fistel mit einem Kleber verschlossen werden. Wegen des etwa 2 cm langen Trichters können sehr proximal liegende Stenosen nicht mit den üblichen Tuben behandelt werden; hier kommt die Einlage einer Endoprothese aus Maschendraht in Frage.

## Vor- und Nachbehandlung
Eine vorhergehende Röntgendarstellung der Stenose ist meist notwendig. Die Einlage eines Tubus geschieht unter starker Sedation oder in Intubationsnarkose. Vor dem Einführen des Tubus wird die Stenose auf etwa 15 mm Durchmesser bougiert. Eine kurze Hospitalisation ist in der Regel nötig.

## Komplikationen
Die häufigsten Komplikationen bei der Einlage sind Perforation und Blutung. Nach der Tubuseinlage besteht besonders bei einer Tubuslage in der Kardia eine ständige Aspirationsgefahr. Eine Obstruktion des Tubus durch Nahrung kann mit endoskopischen Mitteln meist leicht behoben werden. Weitere Komplikationen sind die Dislokation des Tubus nach distal und Dauerschmerzen, welche oft eine Entfernung des Tubus erfordern.

## Entfernung
Sie erfolgt endoskopisch.

---

[1] Van den Brandt-Grädel V, den Hartog Jager FCA, Tytgat GNJ (1987) Palliativ intubation of malignant esophagogastric obstruction. J Clin Gastroenterol 9:290–297

# Endoluminaler Tubus

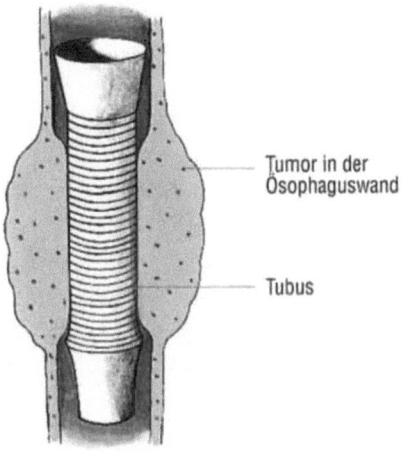

Tumor in der Ösophaguswand

Tubus

### Indikationen

Inoperable Tumorstenosen des Ösophagus und ungenügende Wirkung der Bougierung

### Kontraindikationen

- Sehr proximal liegender Tumor

- Gerinnungsstörung einschließlich Antikoagulation (Prothrombinzeit < 50 %, Thrombozyten < 50'000 /µl)

### Vorschriften für Patienten mit Ösophagustubus

- Nur flüssige oder pürierte Nahrung einnehmen
- Kein Essen oder Trinken 2 h vor dem Liegen
- Liegen und Schlafen nur mit erhöhtem Oberkörper

## Perkutane endoskopische Gastrostomie (PEG)

Die üblichen Sonden haben einen Außendurchmesser von 4,8 mm. Dünnere Sonden mit einem Durchmesser von 2,9 mm sind erhältlich. Diese verstopfen allerdings leichter. Die Verweildauer der PEG ist möglicherweise unbegrenzt; bislang liegen Erfahrungen mit etwa 3 Jahren vor[1].

### Vor- und Nachbehandlung

Der Wert einer prophylaktischen Antibiotikagabe ist nicht gesichert. Die Punktionsstelle wird mit einem Lokalanästhetikum unempfindlich gemacht. Ansonsten genügt die übliche Sedierung.

Nach der Einlage sollte der Patient für 24 h überwacht werden (Kreislaufkontrolle und Abdominalbefund 6stündlich). Die erste Nahrungsaufnahme (peroral oder via PEG) kann nach 6–12 h erfolgen. In der ersten Woche sollte der Verband täglich, später 1–2 mal wöchentlich gewechselt werden.

### Komplikationen

Die PEG zeichnet sich durch einfache Handhabung und große Sicherheit aus[2]. Die häufigste Komplikation ist ein oberflächlicher Wundinfekt (4–10 %). Weniger häufig sind Blutungen im Bereich der Einstichstelle (ca. 0,2 %), Perforationen mit nachfolgender Peritonitis (ca. 0,3 %) oder gastrokolische Fisteln (unter 1 %). Letztere müssen meist chirurgisch saniert werden[3].

### Entfernung

Sie erfolgt endoskopisch. Die Fistel schließt sich spontan nach einigen Stunden. Die Nahrungsaufnahme kann nach 6–12 h erfolgen.

---

[1] Ponsky LJ, Gauderer MWL (1989) Percutaneous endoscopic gastrostomy: indications, limitations, techniques, and results. World J Surg 13:165–170

[2] Park RHR, Allison MC, Lang J et al. (1992) Randomised comparison of percutaneous endoscopic gastrostomy and nasogastric tube feeding in patients with persisting neurological dysphagia. Br Med J 304:1406–1409

[3] Larson DE, Burton DD, Schroeder KW, DiMagno EP (1987) Percutaneous endoscopic gastrostomy. Gastroenterology 93:48-52

# Perkutane endoskopische Gastrostomie (PEG)

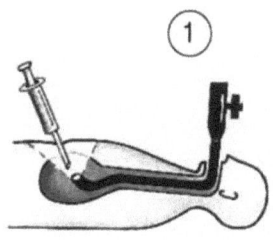

**1**
- Gastroskopie mit Diaphanoskopie
- Lokalanästhesie

**2**
- Punktion
- Faden einführen
- Faden mit Schlinge fassen
- Endoskop und Faden zurückziehen

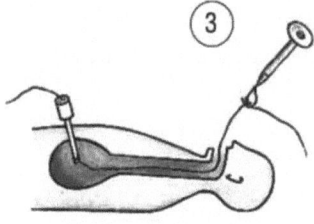

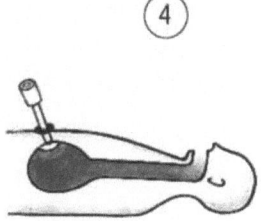

**3**
- Nährsonde an Faden anbinden
- Durchziehen der Nährsonde durch Ösophagus, Magen, Magenwand und Bauchdecken

**4**
- Fixation der Nährsonde mit einer Halteplatte

## Indikationen

Enterale Ernährung z.B.: bei
- Neurogener Schluckstörung
- Inoperabler Tumorobstruktion im Oropharynx und oberen Gastrointestinaltrakt
- HNO-Eingriffen
- Katabolen Zuständen
- Gesichtsverletzungen
- Magenausgangsstenose (duodenale PEG)

## Kontraindikationen

- Blutgerinnungsstörung (Prothrombinzeit < 50 %, Thrombozyten < 50'000 /µl)
- Fehlende Diaphanoskopie
- Peritonitis
- Schwangerschaft
- Ileus
- Ausgeprägte Störung der Infektabwehr

# Anwendung

## Dyspepsie[1]

### Diagnostik

Dyspeptische Symptome sind vieldeutig. Aufgrund der Anamnese kann oft nicht zwischen organischen Krankheiten (z. B. Ulcus duodeni oder Magenkarzinom) und „funktionellen" Störungen (z. B. Motilitätsstörungen) unterschieden werden.

*Alarmsymptome* werden anamnestisch, bei der klinischen Untersuchung und mittels einfacher Laboruntersuchungen gesucht. Da Alarmsymptome mit hoher Wahrscheinlichkeit auf eine organische Krankheit hinweisen, sollte bei solchen Symptomen mit der Indikation zur Gastroskopie nicht gezögert werden.

Es ist umstritten, ob bei fehlenden makroskopischen Veränderungen eine Biopsie zur Suche nach einer *Gastritis* sinnvoll ist.

### Probatorische Therapie

Dyspeptische Beschwerden sind sehr häufig, und nur in etwa einem Drittel der Fälle läßt sich – bei Fehlen von Alarmsymtomen – eine organische Ursache finden. Es ist weder möglich noch notwendig, bei jedem Patienten mit Dyspepsie sogleich eine umfassende Abklärung durchzuführen. Eine erfolgreiche Probetherapie berechtigt vorerst zu einem Verzicht auf weitere Abklärungen. Dabei muß aber beachtet werden, daß eine Diagnose aufgrund des Ansprechens auf die probatorische Therapie (Diagnose ex iuvantibus) unsicher ist: Viele Krankheiten zeigen einen periodischen Verlauf mit spontan wechselnden Beschwerden. Ferner sind die verfügbaren Medikamente in ihrer Wirkung ungenügend spezifisch, indem z. B. mit einem Säurehemmer auch die Symptome eines Magenkarzinoms gebessert werden können. Schließlich unterliegen sowohl Patient wie Arzt einer Placebosuggestion.

---

[1] Müller-Lissner S, Koelz HR (1991) Dyspepsiefibel. Springer, Berlin Heidelberg New York Tokyo

Dyspepsie

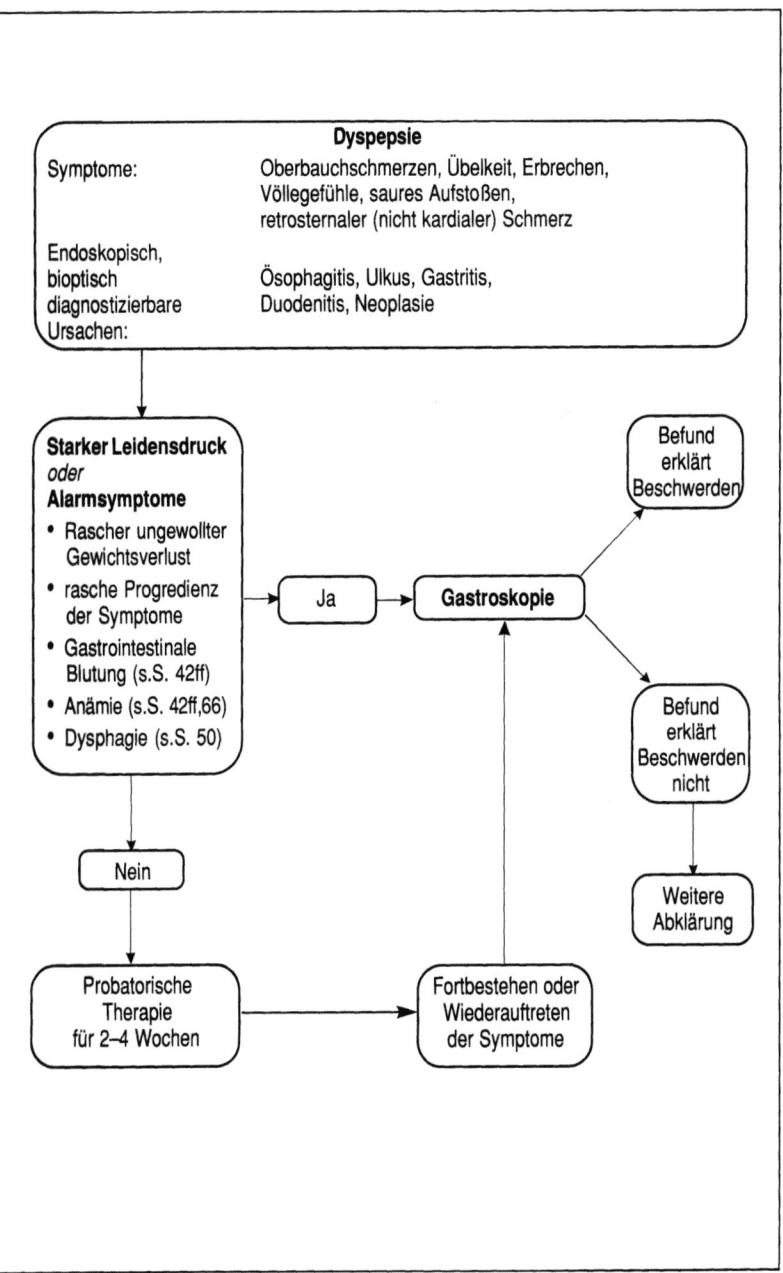

# NSAID

### NSAID („Non steroidal anti-inflammatory drugs")
NSAID führen bei 20–40 % der Patienten zu dyspeptischen Symptomen; jeder 5. dieser Patienten hat ein Ulkus. Ulzera finden sich auch bei 5–10 % der asymptomatischen Patienten. Die Ulkusinzidenz wird durch NSAID um den Faktor 3–5 erhöht. Auch Ulkuskomplikationen treten unter NSAID 3 bis 5 mal häufiger auf. Dies gilt für Komplikationen in Magen und Duodenum[1]. Die Mortalität wegen Ulkuskomplikationen ist ebenfalls erhöht. Aus diesen Gründen sollte die Indikation zur Gastroskopie großzügig gestellt werden.

### Prophylaktische Gabe von Ulkusmedikamenten
Der Nutzen einer prophylaktische Gabe von Ulkustherapeutika zur Verhütung von NSAID-induzierten Ulzera ist umstritten. Insbesondere ist es unklar, ob dadurch Ulkuskomplikationen vermieden werden[2].

### Gastroskopie vor NSAID-Beginn
Eine Gastroskopie vor dem Beginn einer NSAID-Therapie ist nur sinnvoll, wenn bereits dyspeptische Beschwerden oder ein bekanntes Ulkusleiden vorliegen.

### Gastroskopie bei Verdacht auf Ulkuskomplikation
Der Verdacht auf eine Perforation ist nur eine relative Kontraindikation für eine Gastroskopie. In unklaren Fällen (z. B. Unterscheidung zwischen Divertikel- und Ulkusperforation) ist eine Gastroskopie präoperativ durchaus gerechtfertigt.

### Probetherapie
Zur Probetherapie eignen sich die üblichen Ulkusmedikamente.

---

[1] Bollini P et al. (1992) The impact of research quality and study design on epidemiological estimates of the effect of nonsteroidal anti-inflammatory drugs on upper gastrointestinal tract disease. Arch Intern Med 152:1289–1295

[2] Walt RP (1992) Misoprostol for the treatment of peptic ulcer and antiinflammatory drug-induced gastroduodenal ulceration. N Engl J Med 327:1575–1580

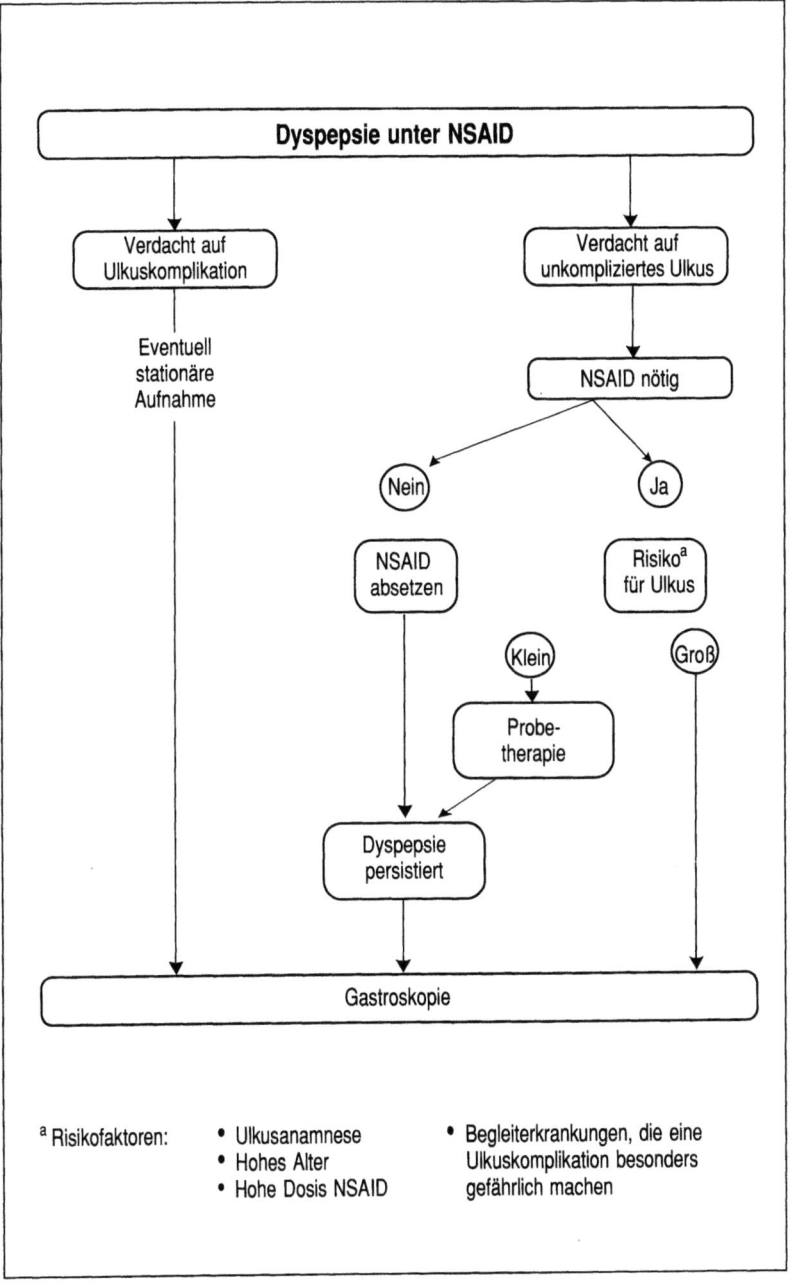

## Refluxösophagitis, Schweregrade

### Endoskopische Klassifikation
Der endoskopisch festgestellte Schweregrad der Ösophagitis ist prognostisch wichtig. Die MUSE-Klassifikation[1] löst auf einfache, leicht memorierbare Weise die Probleme früherer Einteilungsversuche, insbesondere auch derjenigen nach Savary und Miller[2]. Das Akronym MUSE bezeichnet die relevanten Veränderungen bei Refluxösophagitis:
M = Metaplasien mit Zylinderepithel, U = Ulkus, S = Striktur, E = Erosion.
Der Index gibt den Schweregrad an: 0 = fehlend, 1 = leicht, 2 = mäßig, 3 = schwer.

### Metaplasie oder Endobrachyösophagus
Bei einem Teil der Patienten mit Refluxösophagitis werden die Epitheldefekte nicht durch das ursprüngliche Plattenepithel, sondern durch das Zylinderepithel bedeckt ($M_{1-3}$). Von einem Endobrachyösophagus ($M_3$) spricht man bei einer zirkulären Auskleidung des distalen Ösophagus mit Zylinderepithel von mindestens 2 cm Länge. Ulzera und Strikturen treten häufig erst nach dem Entstehen eines Endobrachyösophagus auf.

### Ulkus
Ösophagusulzera ($U_{1-3}$) entstehen vorwiegend an den Grenzen zwischen Platten- und Zylinderepithel (normale Kardiaschleimhaut oder metaplastisches Epithel des Endobrachyösophagus).

### Striktur
Tiefreichende entzündliche Veränderungen und narbige Schrumpfungen führen zu peptischen Strikturen ($S_{1-3}$).

### Erosion
Die häufigste Erscheinungsform der Refluxösophagitis sind Erosionen. Einzelerosionen ($E_1$ nach der MUSE-Klassifikation, Grad I nach Savary/Miller) heilen sehr viel rascher als ausgedehnte konfluierende ($E_2$ bzw. Grad II) oder zirkuläre Erosionen ($E_3$ bzw. Grad III).

---

[1] Armstrong D, Blum AL, Savary M (1992) Reflux disease and Barrett's oesophagus. Endoscopy 24:9–17
[2] Savary M., Miller G (1977) Der Oesophagus. Gassmann, Solothurn

Refluxösophagitis, Schweregrade

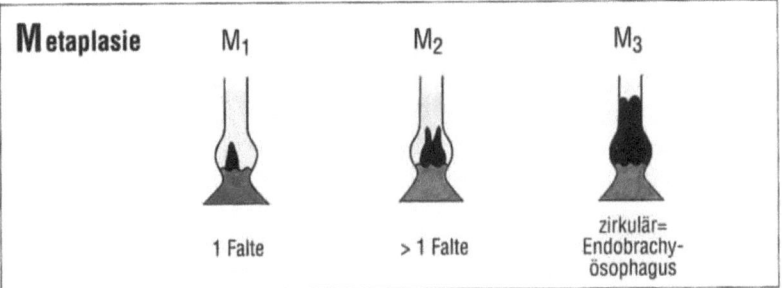

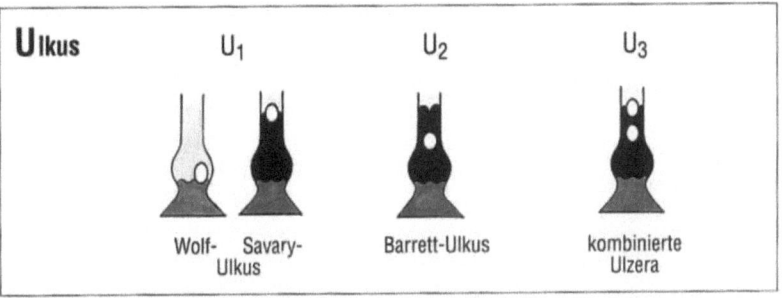

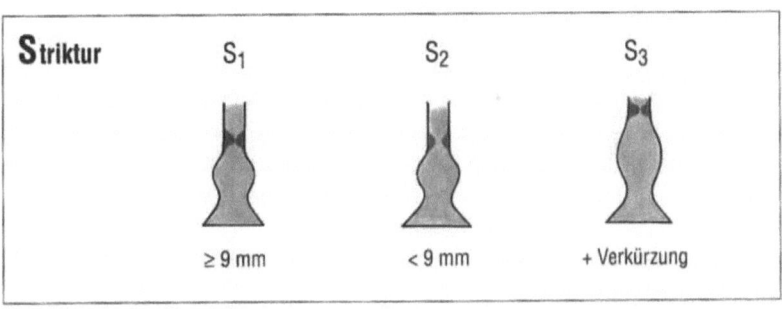

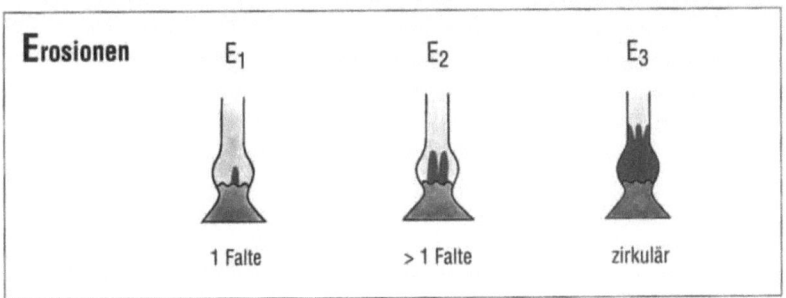

## Refluxösophagitis, endoskopische Kontrolle[1]

### Endoskopische Kontrolle nach Therapie

Nur Ösophagus-Ulzera ($U_{1-3}$) und Strikturen ($S_{1-3}$) erfordern zum zuverlässigen Ausschluß maligner Veränderungen wiederholte Kontrollendoskopien (mit Biopsie) bis zur Heilung.

### Rezidivprophylaxe

Die hohe Rezidivrate der schweren Refluxösophagitis erfordert häufig eine medikamentöse Dauertherapie. Eine operative Therapie (Fundoplikatio) sollte möglichst vermieden werden.

### Spätere endoskopische Kontrollen

Bei Patienten mit Endobrachyösophagus ($M_3$) müssen auch bei Beschwerdefreiheit regelmäßig endoskopische Kontrollen (1–2 jährlich) durchgeführt werden (s. S. 64), da sich in etwa 10 % ein Adenokarzinom des Ösophagus entwickelt. Patienten mit leichteren Metaplasien ($M_{1-2}$) sollten alle 4–5 Jahre nachendoskopiert werden, um die Entstehung eines Endobrachyösophagus zu erfassen. Bei allen anderen Patienten ist eine Endoskopie indiziert, falls sie Beschwerden trotz Rezidivprophylaxe entwickeln oder falls sich das Beschwerdebild ändert.

---

[1] Müller-Lissner S, Starlinger M, Koelz HR (1989) Refluxfibel. Springer, Berlin Heidelberg NewYork Tokyo

# Refluxösophagitis, endoskopische Kontrolle

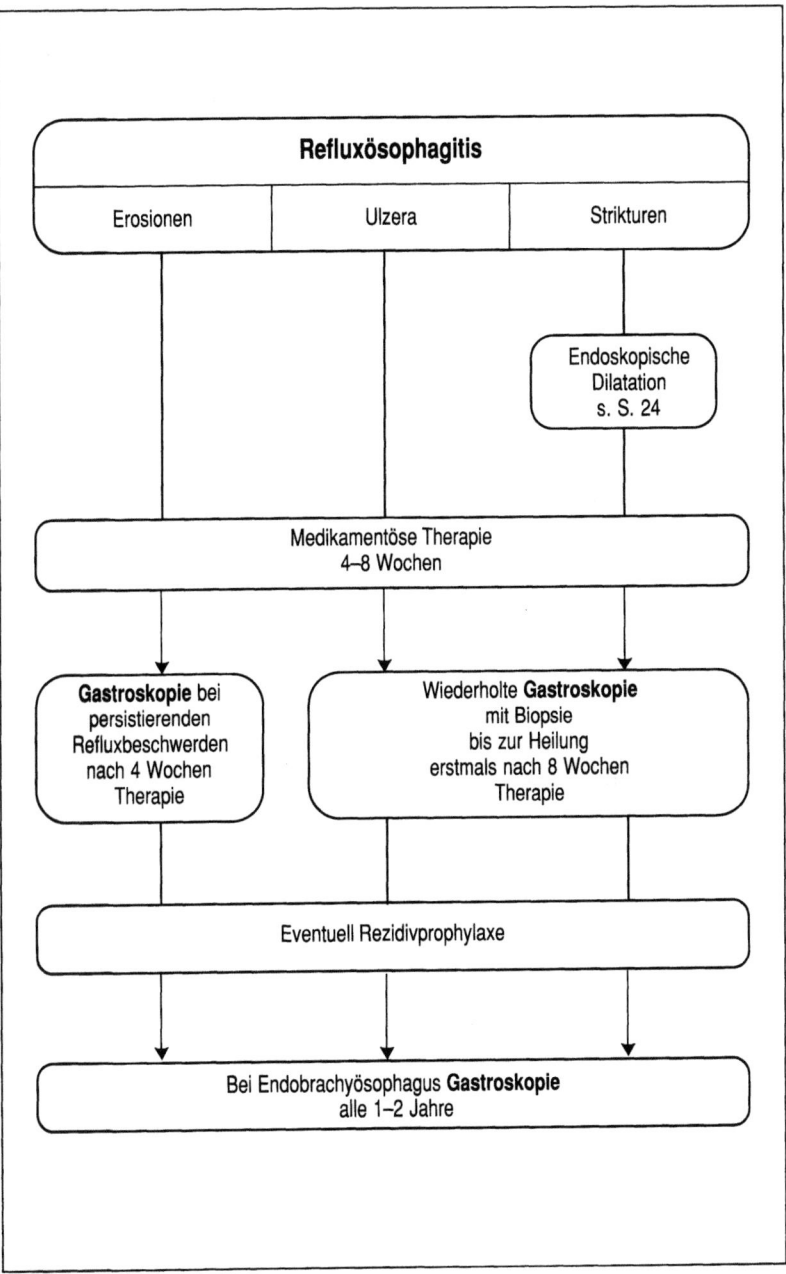

## Ulkuskrankheit[1]

### Ziel der endoskopischen Kontrolle

Umgekehrt als bei der Refluxösophagitis wird hier als erstes die Heilung des Ulkus und als zweites die Beschwerdefreiheit angestrebt, weil Ulzera unerwartet zu lebensbedrohlichen Komplikationen führen können. Bei jedem Ulcus ventriculi ist an die Möglichkeit eines Karzinoms zu denken: Etwa jedes 20. makroskopisch benigne erscheinende Magenulkus stellt sich bioptisch als maligne heraus.

Eine Kontrollendoskopie sollte bei Patienten mit Ulcus duodeni durchgeführt werden, welche unter der Therapie nicht beschwerdefrei geworden sind. Die Frage ist hier, ob ein persistierendes Ulkus oder eine andere Störung für die Symptome verantwortlich ist.

### Ulkuskomplikationen und Rezidivprophylaxe

Patienten mit von Komplikationen begleiteten Ulzera benötigen meist eine Rezidivprophylaxe. Diese wird nach endoskopisch gesicherter Ulkusheilung begonnen. Die Rezidivprophylaxe kann entweder durch eine Dauertherapie mit einem säurehemmenden Medikament oder durch die Eradikation von Helicobacter pylori erreicht werden.

---

[1] Koelz HR, Muller C, Müller-Lissner S (1990) Ulkusfibel. Springer, Berlin Heidelberg New York Tokyo

Ulkuskrankheit

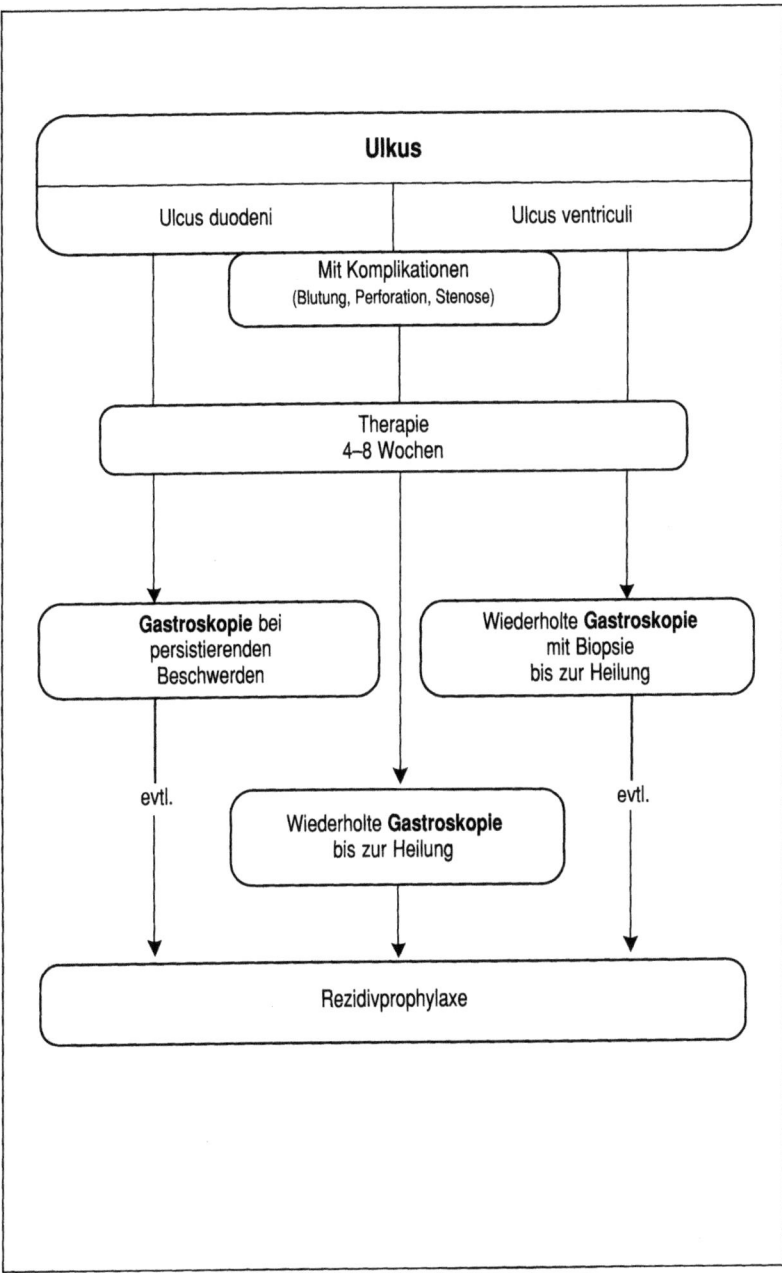

## Blutungslokalisation

### Klinische Befunde

Kaffeesatz weist im Vergleich zum Bluterbrechen eher auf eine leichte Blutung hin. Anamnestisch stellt die Angabe von schwarzem Stuhl häufig ein Problem dar. Die Einnahme von Wismut, Kohle oder Eisen kann Meläna vortäuschen.

### Zeitpunkt der Gastroskopie

Bei akuter Blutung sollte die Gastroskopie so schnell wie möglich erfolgen, damit eine endoskopische Blutstillung frühzeitig durchgeführt werden kann[1,2].

### Vorbereitung

Es gilt die übliche Vorbereitung. Das vorhergehende Spülen des Magens ist nicht nötig. Wenn möglich sollten vor der Gastroskopie stabile Kreislaufverhältnisse bestehen und eventuelle Gerinnungsstörungen korrigiert sein.

### Befund

Bei einem Befund im oberen Gastrointestinaltrakt, der nicht eindeutig als Blutungsquelle in Frage kommt, muß zusätzlich eine Blutungsquelle (z. B. ein Tumor) im Kolon ausgeschlossen werden.

---

[1] Cotton PB et al. (1973) Early endoscopy of esophagus, stomach, and dudenal bulb in patients with haematemesis and melaena. Br Med J 2:505–509

[2] Katon RM, Smith FW (1973) Panendoscopy in the early diagnosis of acute upper gastrointestinal bleeding. Gastroenterology 65:728–734

Blutungslokalisation

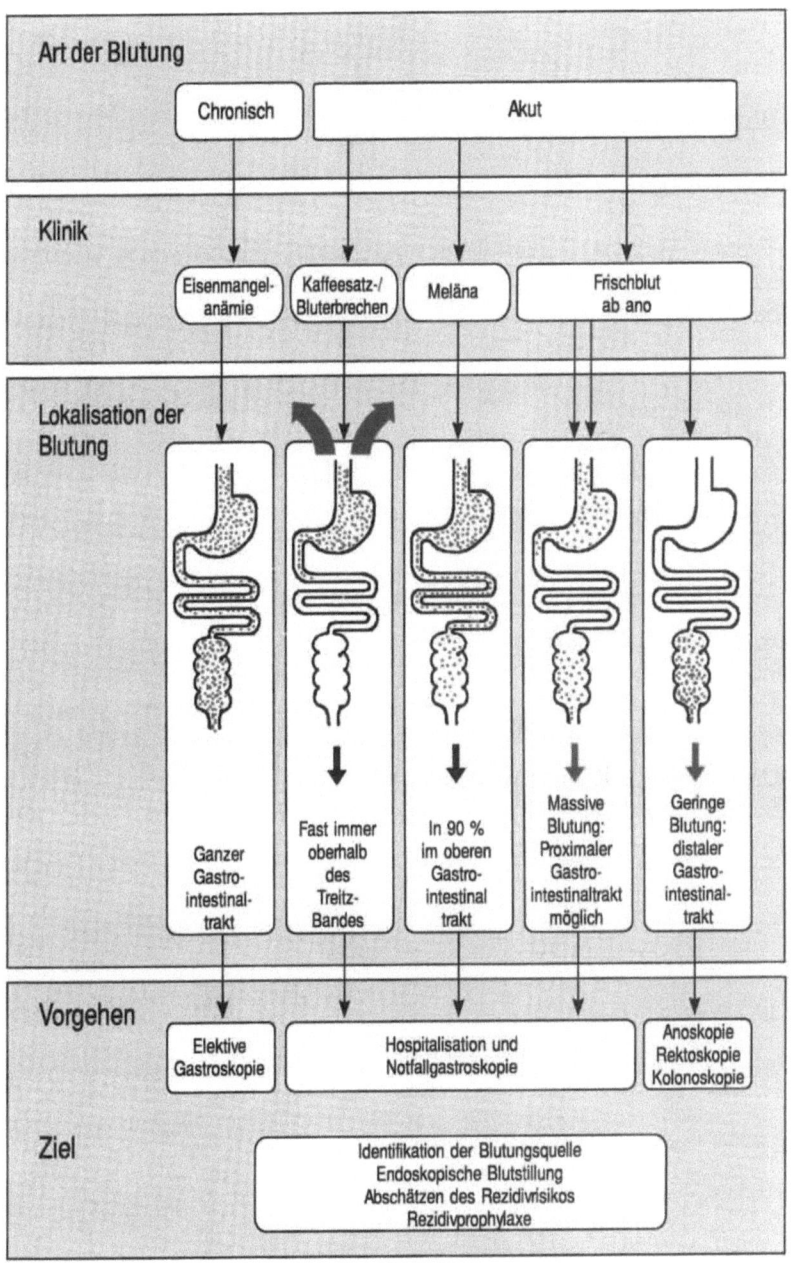

# Blutungsquellen[1,2,3]

## Mallory-Weiss-Syndrom

Typische Fälle zeigen das folgende Bild: Nach Erbrechen von nichtblutigem Mageninhalt erfolgt plötzlich Erbrechen von Frischblut. Das Blutungsquelle besteht aus einem Mukosariß im Bereich des gastroösophagealen Übergangs.

## Tumorblutung

Neben malignen Tumoren können auch Polypen bluten. Klassischerweise findet sich dann eine dellenförmige Erosion im Kopf des Polypen (Häufigkeit < 1 %).

## Andere Blutungsquellen

*Dieulafoy-Läsion (Exulceratio simplex)*. Es handelt sich um einen kleinen Mukosadefekt mit Arrosion eines Blutgefäßes (Häufigkeit < 1 %).

*Gefäßmißbildung*. Auch Angiodysplasien oder Teleangiektasien sind selten (Häufigkeit < 1 %).

---

[1] Erickson RA, Glick ME (1986) Why have controlled trials failed to demonstrate a benefit of esophagogastroduodenoscopy in acute upper gastrointestinal bleeding? A probability model analysis. Dig Dis Sci 31:760–768

[2] Fleischer D (1987) Etiology and prevalence of severe persistent upper gastrointestinal bleeding. Gastroenterology 84:538–543

[3] Morgan AG, Clamp SE (1988) OMGE international upper gastrointestinal bleeding survey, 1978–1986. Scand J Gastroenterol 25 (suppl. 144):51–58

| Blutungsquellen | | Häufigkeit bei akuter Blutung (geschätzt) |
|---|---|---|
| Ulkus (Ösophagus, Magen, Duodenum) | | 45 % |
| Ösophagusvarizen | | 25 % |
| Mallory-Weiss Läsion | | 15 % |
| Erosionen* (Ösophagus, Magen, Duodenum) | | 5 % |
| Tumor | | 5 % |
| Andere oder unbekannt | ? | 5 % |

* Bei Gerinnungsstörungen oder im Rahmen der gastroduodenalen Streßläsion (Streßulkus)

## Ulkusblutung

### Technik

Zur Technik vgl. Technik der Injektionstherapie (S. 16), der Hitzekoagulation (S. 18) und der Lasertherapie (S. 20).

### Einteilung der Ulkusblutung (Forrest)[1]

Die Einteilung der Ulkusblutung nach Forrest dient der Beurteilung des Risikos für eine Rezidivblutung ohne Therapie.

### Vergleich der endoskopischen Behandlungsmethoden

Injektionstherapie, Elektrokoagulation und Lasertherapie sind bei Ulkusblutungen etwa gleich wirksam[2]. Wegen des geringeren Aufwandes und der einfacheren Handhabung bevorzugen die Autoren die Injektionstherapie[3].

### Komplikationen

Die endoskopische Therapie blutender Ulcera führt selten zu Komplikationen. Am häufigsten sind Perforationen des Duodenums.

---

[1] Forrest JAH, Finlayson NDC, Sherman DJC (1974) Endoscopy in gastrointestinal bleeding. Lancet ii:394–397

[2] Cook DJ, Guyatt GH, Salena BJ, Laine LA (1992) Endoscopic therapy for acute nonvariceal upper gastrointestinal hemorrhage: a meta-analysis. Gastroenterology 102: 139–148

[3] Lieberman D (1991) Endoscopic therapy for bleeding from the upper gastrointestinal tract. Postgrad Med 87:75–88.

# Ulkusblutung

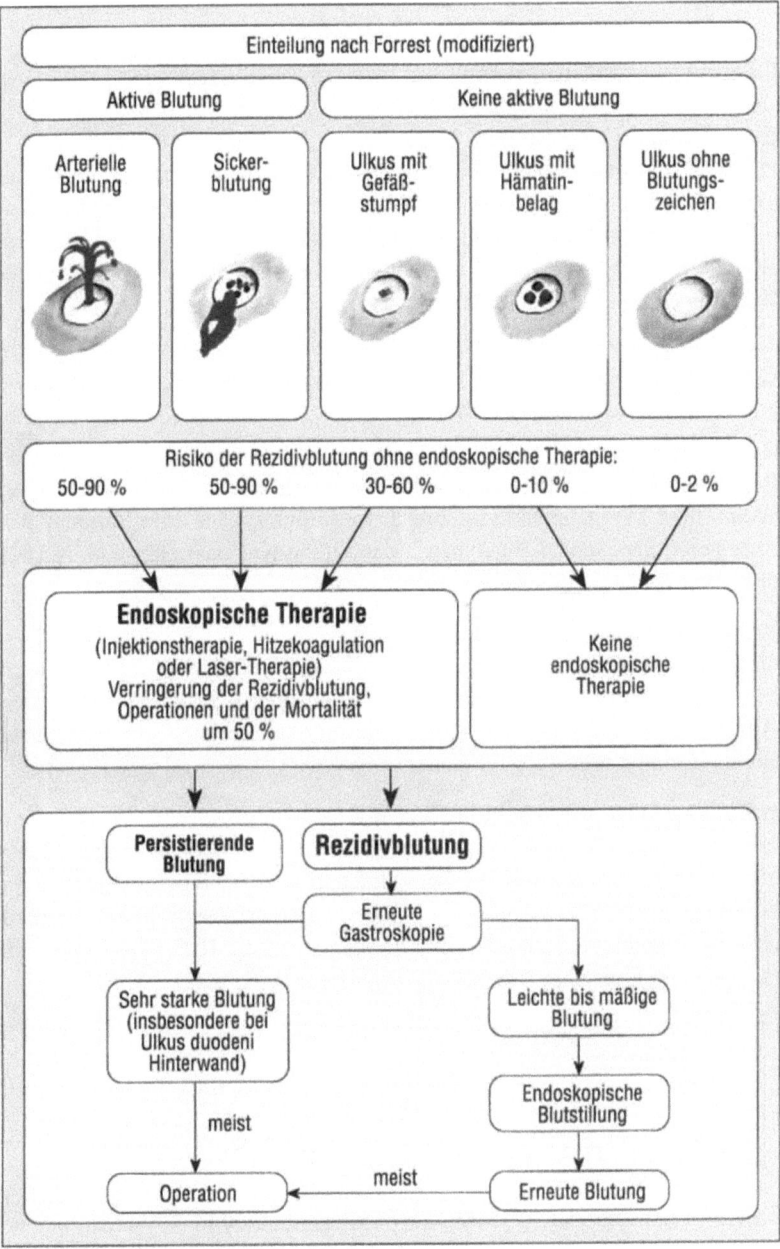

## Ösophagusvarizenblutung

### Endoskopische Blutstillung
Die Injektionstherapie ist bei akut blutenden Ösophagusvarizen die initiale Therapie der Wahl[1] (s. S. 16). Der Wert einer medikamentösen Behandlung mit Vasopressin, Somatostatin oder Octreotid ist noch umstritten. Als eine adjuvante Therapie können diese Medikamente aber zur Verhinderung einer Notfalloperation verwendet werden.

*Magenfundusvarizen* sind schwieriger zu sklerosieren als Ösophagusvarizen. Eine Injektionstherapie kann versucht werden; die Resultate sind weniger günstig als bei Ösophagusvarizen.

### Rezidivblutung[2,3]
Bei einer Rezidivblutung kann die Injektionsbehandlung wiederholt werden. Wenn diese Maßnahmen nicht zum Erfolg führen, kann eine Ballontamponade (nach Sengstaken-Blakemore oder Linton-Nachlas) oder eine Notfalloperation geplant werden.

### Primär prophylaktische Sklerosierung[1,2]
Ösophagusvarizen, die noch nie geblutet haben, werden im allgemeinen nicht sklerosiert. Bis heute wurde kein Vorteil der Sklerosierung gegenüber dem Abwarten gezeigt. Hingegen scheint die prophylaktische Gabe eines Beta-Blockers sinnvoll zu sein[3].

### Komplikationen der Injektionstherapie[4]
Im Bereich der Sklerosierung treten in bis zu 50 % der Fälle Ulzerationen auf. Diese können konservativ gut behandelt werden. Ein reaktiver Pleuraerguß (in ca. 30 %) ist harmlos, solange keine Perforation besteht. Sklerotherapie – bedingte Stenosen des Ösophagus (in ca. 10 %) lassen sich gut mittels endoskopischer Bougierung behandeln (s. S. 24).

---

[1] Fleischer D (1986) Endoscopic therapy of upper gastrointestinal bleeding in humans. Gastroenterology 90:217–234

[2] Terblanche J, Burroughs AK, Hobbs, KEF (1989) Controversies in the management of gastric esophageal varices. N Engl J Med 321:1393–1398

[3] Poynard T, Cales P, Pasta L et. al. (1991) Beta-adrenergie-antagonist drugs in the prevention of gastrointestinal bleeding in patients with cirrhosis and esopageal varices. N Engl J Med 324:1532–8.

[4] Schuman BM, Beckman JW, Tedesco FJ, Griffin JW, Assad RT 1987) Complications of endoscopic injection sclerotherapy: a review. Am J Gastroenterol 82:823–830

# Ösophagusvarizenblutung

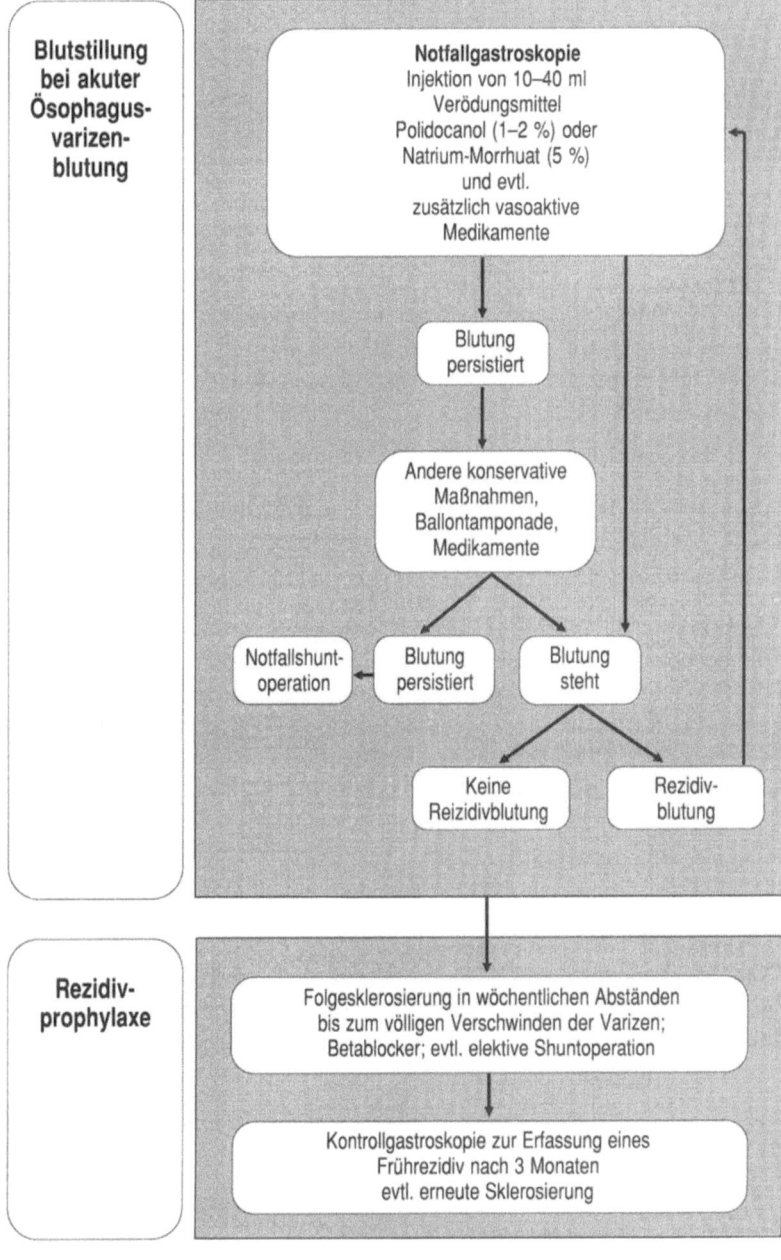

## Schluckstörung[1]

Schluckstörungen erfordern eine rasche Abklärung. Bei Unmöglichkeit des Schluckens und bei starker Belästigung durch Schmerzen ist eine Notfall-Gastroskopie angezeigt.

### Dysphagie

Unter Dysphagie – im engeren Sinne – wird eine schmerzlose Behinderung des Schluckvorgangs verstanden. Der Begriff wird aber oft auch für schmerzhafte Schluckstörungen angewandt. Eine Dysphagie für feste, nicht aber für flüssige Speisen, weist auf eine organisch fixierte Störung (z. B. peptische Stenose oder Tumorstenose) hin, während bei Funktionsstörungen (z. B. Achalasie) meist bereits von Anfang an eine Dysphagie für feste und flüssige Speisen besteht. Das Globusgefühl ist ein Fremdkörpergefühl im Bereiche des Halses oder retrosternal ohne Störung des Schluckaktes.

### Oropharyngeale und ösophageale Dysphagie

Die Unterscheidung zwischen den beiden Typen der Dysphagie ist in Hinblick auf die weitere Abklärung wertvoll. Die meisten Patienten können auf genaue Befragung zuverlässig zwischen den beiden Lokalisationen unterscheiden. Eine oropharyngeale Dysphagie wird im Rachen oder Hals lokalisiert und stört beim Einschlucken (während des willkürlichen Schluckaktes). Dagegen wird eine ösophageale Dysphagie erst nach Beendigung des willkürlichen Schluckakts verspürt.

### Odynophagie

Schmerz beim Schlucken wird als Odynophagie bezeichnet. Häufige Ursachen sind entzündliche Veränderungen der Ösophagusmukosa, beispielsweise bei peptischer oder viraler Ösophagitis und bei Verätzungen durch im Ösophagus liegengebliebene Medikamente.

---

[1] Müller-Lissner S, Koelz HR. (1991) Dyspepsie-Fibel. Springer, Berlin Heidelberg New York Tokyo

Schluckstörung

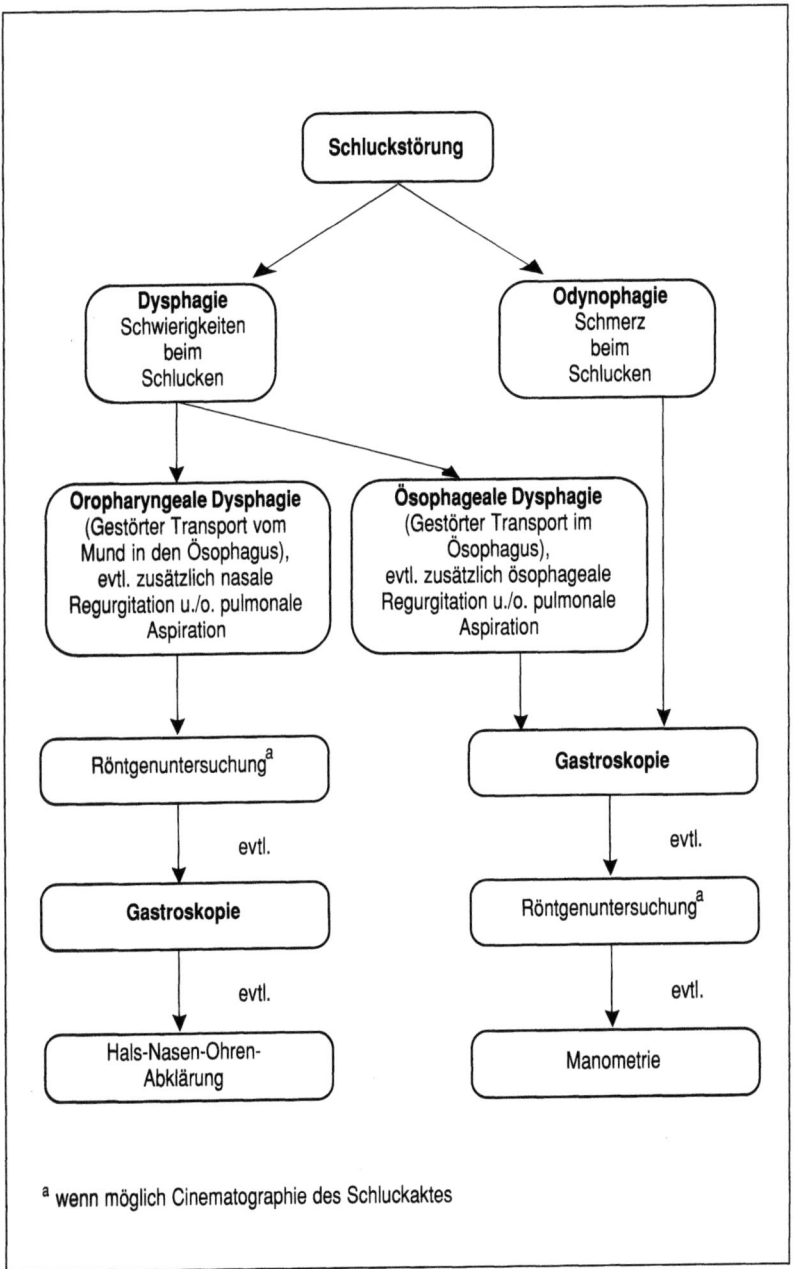

[a] wenn möglich Cinematographie des Schluckaktes

## Verätzung

Die frühzeitige Gastroskopie dient der Beurteilung des Schweregrades einer Verätzung[1]. Nach 12 Stunden nimmt bei schweren Verätzungen das Risiko einer Perforation bei der Gastroskopie zu. Der Wert der Gabe von Kortikosteroiden zur Verhinderung einer narbigen Ösophagusstriktur ist umstritten.

---

[1] Sugava C, Mullins RJ, Lucas CE, Leibred WC (1981) The value of early endoscopy following caustic ingestion. Surg. Gynecol. Obstet. 153:553ff

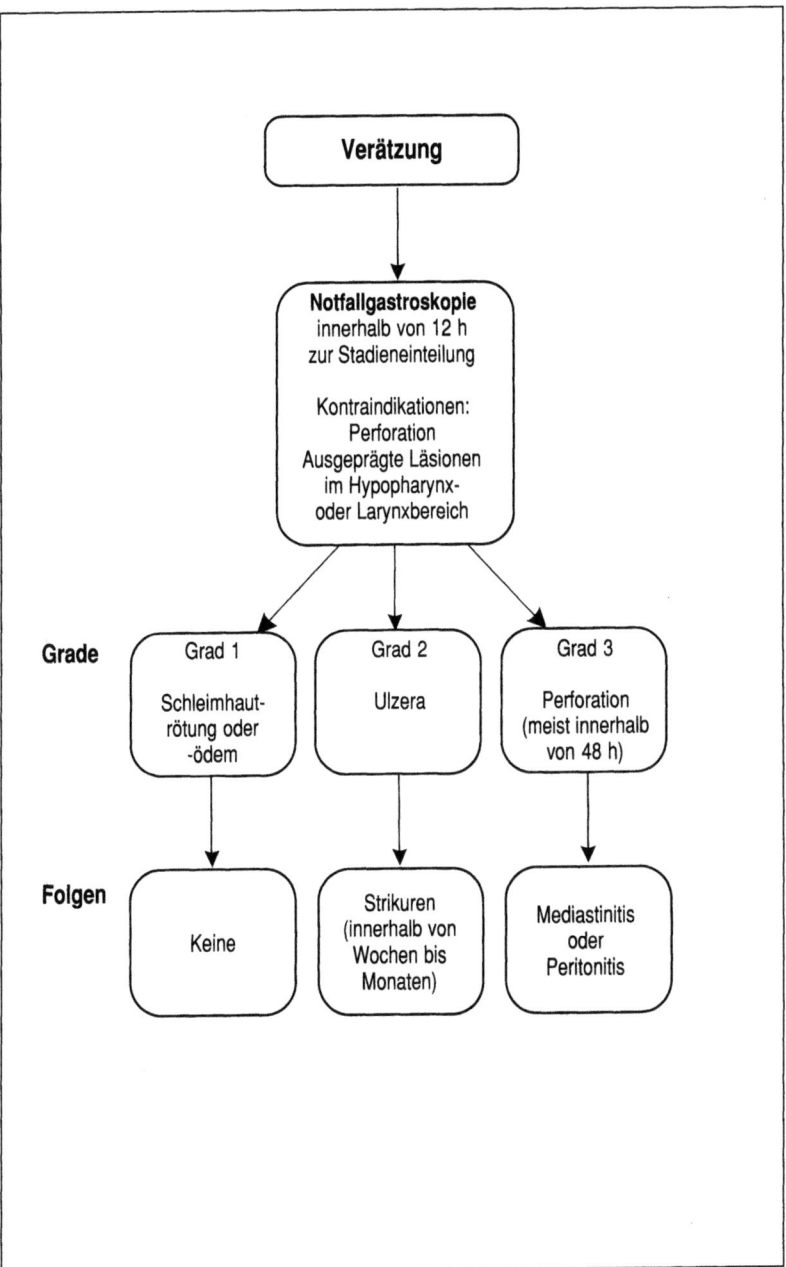

Anwendung

# Fremdkörperentfernung[1]

### Echte Fremdkörper

Die meisten Fremdkörper werden spontan aus dem Magen entleert. Um eine unnötige Gastroskopie zu vermeiden, sollte bei röntgendichten Fremdkörpern unmittelbar vor der Gastroskopie ein radiologischer Nachweis versucht werden.

### Nahrungsobstruktion

Plötzlich aufgetretene schwere Dysphagie zwingt zur Notfallgastroskopie. Die endoskopische Entfernung des Bolus ist in der Regel einfach. Meist handelt es sich um einen Fleischbrocken. Enzympräparate (sogenannte Fleischweichmacher) sollten nicht verwendet werden, da schwere Nebenwirkungen beschrieben worden sind.

### Technik

Je nach Art des Fremdkörpers werden verschiedene Faßzangen benötigt. Bei scharfen oder spitzen Gegenständen kann ein Schutzschlauch verwendet werden (s. S. 14). Im Ösophagus eingekeilte scharfe oder spitze Fremdkörper müssen oft mit einem starren Ösophagoskop entfernt werden.

### Vor- und Nachbehandlung

Es gelten die gleichen Bedingen wie für eine normale Gastroskopie (s. S. 8). Bei Verdacht auf Perforation muss sogleich eine Röntgenuntersuchung mit wasserlöslichem Kontrastmittel durchgeführt werden.

---

[1] Webb W (1988) Management of foreign bodies of the upper gastrointestinal tract. Gastroenterology 94:204–216

# Fremdkörperentfernung

**Fremdkörper** verschluckt

Im Ösophagus:
Alle Fremdkörper

Im Magen:
- Scharfe oder spitze Fremdkörper
- Fremdkörper mit Durchmesser > 2 cm[a]
- Alle toxischen Substanzen

**Kein** Fremdkörper verschluckt, aber **plötzliche Dysphagie**

Verdacht auf Obstruktion durch Nahrung

**Röntgen**
(Bild oder Durchleuchtung) unmittelbar vor Gastroskopie zur Bestimmung der Lage des Fremdkörpers

**Gastroskopische Entfernung**

[a] beim Erwachsenen

## Achalasie

Die Ballondilatation hat die operative Therapie der Achalasie fast vollständig ersetzt. Eine Myotomie des unteren Ösophagussphinkters kommt nur noch nach wiederholt erfolgloser pneumatischer Dilatation in Betracht. Eine medikamentöse Therapie (mit Kalziumantagonisten oder Nitraten) ist wenig aussichtsreich[1][2].

**Technik.** s. S. 24.

### Manometrie und Radiologie

Die Manometrie ist die beste Methode zur Diagnosesicherung. Dies gilt vor allem für frühe Stadien der Erkrankung, die radiologisch noch nicht das typische Bild aufweisen. Die Manometrie zeigt das charakteristische Fehlen der schluckreflektorischen Erschlaffung des unteren Ösophagussphinkters, daneben fast immer eine gestörte Peristaltik des tubulären Ösophagus. Bei sehr stark dilatiertem und S-förmig gewundenem Ösophagus kann das Einführen der Manometriesonde schwierig sein. Fortgeschrittene Stadien der Achalasie können radiologisch diagnostiziert werden.

### Pseudoachalasie

Maligne Tumoren im Bereiche des distalen Ösophagus können Motilitätsstörungen hervorrufen, die radiologisch, endoskopisch und manometrisch kaum von einer idiopathischen Achalasie zu unterscheiden sind[3]. An diese Möglichkeit ist vor allem bei auffallend kurzer Anamnese und Erstmanifestation im höheren Alter zu denken.

---

[1] Traube M, Dubovik S, Lange RC, McCallum RW (1989) The role of nifedipine therapy in achalasia: Results of a randomized, double-blind, placebo-controlled study. Am J Gastroenterol 84:1259–1262

[2] Triafilopoulos G, Aaronson M, Sackel S, Burakoff R. (1991) Medical treatment of esophageal achalasia. Double-blind crossover study with oral nifedipine, verapamil, and placebo. Dig Dis Sci 36:260–267

[3] Tucker HJ, Snape WJ, Cohen S. (1978) Achalasia secondary to carcinoma: manometric and clinical features. Ann Intern Med 89:315–318

## Voraussetzungen zur Dilatationsbehandlung

1. Gesicherte Diagnose

   Typischer Manometriebefund mit fehlender Erschlaffung des unteren Ösophagussphinkters beim Schlucken oder typisches Bild der Ösophagusröntgenuntersuchung

   Ausschluß einer Pseudoachalasie mittels Endoskopie (evtl. Biopsie); zusätzlich Computertomographie und/oder Endosonographie bei kurzer Anamnese oder hohem Erstmanifestationsalter

2. Kein epiphrenisches Divertikel

3. Behandlungsbedürftige Beschwerden

   Starke Dysphagie, Regurgitation, Hinweise für Aspiration, Gewichtsverlust

4. Normale Blutgerinnung

   Prothombinzeit (Quick) > 70 %
   Thrombozyten > 100'000/μl

↓

## Dilatationsbehandlung

↓

Bei rezidivierenden Beschwerden Wiederholung der Dilatationsbehandlung

## Enterale Ernährung

**Technik der PEG-Einlage** s. S. 30

### Nahrungsaufbau[1]

Bei der Ernährung mit Formeldiäten muß mit kleinen Mengen begonnen werden, um Beschwerden wie Aufstoßen, Aspiration, Völlegefühl, Erbrechen oder Durchfall zu verhindern.

### Sondendiät[2]

Die Wahl der Formeldiät hängt von der Funktionstüchtigkeit des Magen-Darm-Traktes ab: Bei normaler Verdauung werden hochmolekulare, bei eingeschränkter Verdauung niedermolekulare Formeldiäten bevorzugt. In den Formeldiäten sind alle notwendigen Nährstoffe enthalten.

### Komplikationen

Die diätbedingten Beschwerden stehen häufig in Zusammenhang mit einer zu schnellen Nahrungszufuhr. Durch Reduktion der zugeführten Mengen verschwinden diese Symptome meistens. Die seltenen metabolischen Komplikationen lassen sich durch regelmäßige Kontrollen frühzeitig erfassen.

---

[1] Heitkemper ME, Martin DL, Hansen BL (1981) Rate and volume of intermittent enteral feeding. JPEN 5:125–129

[2] Payne-James J, Silk D (1988) Enteral nutrition: background, indications and management. In: Baillière's Clincal Gastroenterol Nutr supp, vol 2.4

## Nahrungsaufbau nach PEG-Einlage

| | |
|---|---|
| Bis 6 h nach Einlage: | Nüchtern |
| Nach 6–12 h: | 500 ml Tee via PEG innerhalb 1 h |
| Danach innerhalb von 48 h: | Voller Kalorienaufbau |

## Art der Sondennahrung

| Bei normaler Verdauung | Bei Maldigestion oder Malabsorption |
|---|---|
| Hochmolekulare Formeldiät (die Hauptnährstoffe liegen in unveränderter Form vor) | Niedermolekulare Formeldiäten (die Hauptnährstoffe liegen in vorverdauter Form vor) |

## Mahlzeitenrhythmus

| Gastrale Sonde | Duodenale Sonde |
|---|---|
| Bolusweise Verabreichung<br><br>Bolusgröße: 100–200 ml/10 min | Kontinuierliche Verabreichung (wenn möglich mit Pumpe)<br>Applikationsgeschwindigkeit: 100–150 ml/h |

## Komplikationen der enteralen Ernährung

| Diätbedingte Komplikationen | Metabolische Komplikationen |
|---|---|
| Durchfälle<br>Völlegefühl<br>Übelkeit<br>Abdominalkrämpfe | Hyper-/Hypokaliämie<br>Hyper-/Hypoglykämie<br>Hypophosphatämie |

## Benigne Stenose

### Technik

Zur Technik vgl. Technik der Bougierung (s. S. 24) und der Ballondilatation (s. S. 26).

### Bougierung versus Ballondilatation

Die Tatsache, daß bei der Bougierung mit Ballonen nur radiäre und keine längsgerichtete Kräfte entstehen, ist theoretisch vorteilhaft. Praktisch wichtiger ist jedoch, daß der Untersucher bei konischen Bougies direkt den Gewebswiderstand spürt und so die Perforationsgefahr besser abschätzen kann. Zur Behandlung der Achalasie werden nur Ballondilatatoren eingesetzt. Die Anwendung von konischen Bougies und Metalloliven im oberen Gastrointestinaltrakt ist auf Stenosen des Ösophagus beschränkt, während Ballone auch weiter distal (z. B. Pylorus) angewendet werden können.

### Komplikationen

Am häufigsten ist die Perforation (1–2 %). Relevante Blutungen sind selten. Im Gegensatz zur chirurgischen Myotomie ist nach pneumatischer Dilatation eine gastroösophageale Refluxkrankheit selten.

## Eignung der Methode

| Situation | Bougie | Ballon |
|---|---|---|
| Peptische Ösophagusstenose | •• | • |
| Stenose nach Verätzung | •• | • |
| Stenose nach Fundoplikatio (enge Manschette) | • | • |
| Achalasie | ○ | •• |
| Peptische Magenausgangsstenose | ○ | •• |

•• gut, • mäßig, ○ ungeeignet

## Maligne Stenose

### Technik

Zur Technik vergleiche Technik der Bougierung (s. S. 24), der Ballondilatation (s. S. 26), der Lasertherapie (s. S. 20), der perkutanen endoskopischen Gastrostomie (s. S. 30) und des endoluminalen Tubus (s. S. 28).

### Zeitpunkt der palliativen Maßnahme

Die palliativen Maßnahmen sollen im allgemeinen nicht prophylaktisch, sondern erst bei entsprechenden Beschwerden durchgeführt werden.

### Komplikationen

Am komplikationsärmsten ist die Bougierung; gelegentlich kann es zu Perforationen kommen. Bei der Ballondilatation scheint dieses Risiko etwas höher zu sein. Wesentlich komplikationsreicher ist die Einlage eines Tubus. Es besteht ein beträchtliches Risiko der Perforation oder Blutung bei der Einlage des Tubus. Außerdem kann es durch freien Reflux von Magensaft zur pulmonalen Aspiration kommen. Deshalb wird der Tubus meist erst bei Versagen der anderen Maßnahmen eingesetzt, obwohl er in vielen Fällen die wirksamste Behandlungsart ist.

### Alternativen zur endoskopischen Therapie

*Radio- oder Chemotherapie.* Beide erlauben in gewissen Fällen eine Behandlung der Dysphagie und der dadurch bedingten Malnutrition. Die Radiotherapie birgt das Risiko der Fistelbildung.

*Parenterale Ernährung, Magensonde.* Diese Ernährungsformen erlauben eine Korrektur der Malnutrition. Die PEG ist allerdings wesentlich angenehmer als eine Magensonde und komplikationsärmer als die parenterale Ernährung

## Abschätzung der palliativen Wirkung

| Beschwerden<br>Ursache | Bougie | Ballon | Methoden<br>Laser | Tubus | PEG |
|---|---|---|---|---|---|
| **Dysphagie** | | | | | |
| Tumor, mittlerer oder distaler Ösophagus | •• | • | • | •• | ○ |
| Tumor, proximalster Ösophagus | •• | • | • | ○ | ○ |
| Tumorkompression des Ösophagus von außen | • | • | ○ | •• | ○ |
| Exophytisch wachsender Ösophagustumor | • | • | •• | •• | ○ |
| **Blutung** | | | | | |
| Tumor im Ösophagus | ○ | ○ | •• | • | ○ |
| Tumor im Magen | ○ | ○ | •• | • | ○ |
| **Fistel** | | | | | |
| Tumor im Ösophagus oder Bronchus | ○ | ○ | ○ | •• | • |
| **Magenretention** | | | | | |
| Tumoröse Magenausgangsstenose | ○ | • | •• | ○ | • |
| **Malnutrition** | | | | | |
| Tumor im Ösophagus oder Magen | • | • | • | • | •• |

•• gut, • mäßig, ○ ungeeignet

## Malignomrisiko[1-4]

### Indikation zur Vorsorgeuntersuchung

Eine Vorsorgeuntersuchung ist dann indiziert, wenn ein sinnvolles Verhältnis der folgenden Faktoren besteht:

- Subjektive Belästigung, Durchführbarkeit und diagnostische Zuverlässigkeit, direkte und indirekte Kosten der Untersuchung
- Gesichert erhöhtes Risiko für Malignom in einer klar umschriebenen Situation
- Verbesserung der Prognose durch Frühdiagnose und Frühtherapie
- Durchführbarkeit der Therapie mit akzeptablem Risiko

Alle hier genannten Situationen haben eine (z.T. risikoreiche) Operation zur Folge. Die Operabilität des Patienten und ein akzeptables Operationsrisiko sind somit Voraussetzungen für die Indikation zur Untersuchung.

### Indikation zur Nachsorgeuntersuchung

Bei der Gastroskopie bei Zustand nach Magenteilresektion wegen Malignom geht es um die Frühdiagnostik von lokalen Rezidiven, die eine Nachresektion rechtfertigen.

---

[1] Meijssen MAC, Tilanus, HW, van Blankenstein M, Hop WCJ, Ong GL (1992) Achalasia complicated by oesophageal squamous cell carcinoma: a prospective study in 195 patients. Gut 33:155–158

[2] Armstrong D, Blum AL, Savary M (1992) Reflux disease and Barrett's oesophagus. Endoscopy 24:9–17

[3] Sonnenberg A (1984) Endoscopic screening for gastric stump cancer – would it be beneficial? A hypothetical cohort study. Gastroenterology 87:489–495

[4] Sjöblom SM, Sipponen P, Karonen SL, Järvinen HJ (1988) Gastroscopic screening for gastric carcinoid and carcinomas in pernicious anemia. Endoscopy 20:52–56

| Zustand | Erhöhtes Risiko für | Risiko erhöht auf | Kontrollgastroskopie |
|---|---|---|---|
| Endobrachy-(Barrett-) Ösophagus | Adenokarzinom des Ösophagus | Etwa 10 % | Alle 1–2 Jahre |
| Nach Verätzung, Plummer-Vinson-Syndrom, Achalasie | Platteneptihelkarzinom des Ösophagus | Unklar, wahrscheinlich gering | Umstritten |
| Perniziosa | Adenokarzinom oder Karzinoid des Magens | 1–10 % | Umstritten |
| M. Ménétrier | Adenokarzinom des Magens | 10–20 % | Umstritten |
| Nach Billroth-II[a] | Magenstumpfkarzinom | 10–15 % nach 20 Jahren[b] | Einmal jährlich nach 10–15 Jahren |
| Nach Billroth-I[a] | Magenstumpfkarzinom | Unklar | Umstritten |
| Nach Vagotomie mit Drainageoperation | Magenkarzinom | Unklar | Umstritten |
| Familiäre Polyposis | Polypen und Karzinom im Duodenum (Papille), seltener im übrigen Dünndarm und Magen | 10–15 % (für Karzinom) | Alle 1–2 Jahre |

[a] Wegen benigner Erkrankung
[b] Inzidenz nach längerer Zeit höher

## Varia

### Akutes Abdomen

Bei Verdacht auf Perforation erlaubt die Gastroskopie die Lokalisierung des Ulkus. Gelegentlich kann erst nach der Gastroskopie freie Luft im Abdomen und damit die Perforation nachgewiesen werden. Bei Vorliegen einer Pankreatitis sollte nach einer Ulkuskrankheit gesucht werden; gelegentlich ist eine Ulkuspenetration Ursache der Pankreatitis.

### Malabsorption oder Diarrhö

Die Diagnosen Zöliakie (Sprue), Morbus Whipple und eosinophile Gastroenteritis sind meist durch eine Histologie des distalen Duodenums möglich. Die Stuhlparasitologie ist hinsichtlich der Erfassung einer Giardiasis weniger sensitiv als die Duodenalbiopsie.

### Asthma

Bei einem Teil der Asthmatiker werden die Anfälle durch gastro-ösophagealen Reflux ausgelöst[1]. Das Fehlen einer Ösophagitis schließt einen pathologischen Reflux nicht aus. Hier kann eine Langzeit-pH-Metrie des Ösophagus weiterhelfen.

---

[1] Sontag SJ, O'Connell S, Khandel et al. (1990) Most asthmatics have gastroesophageal reflux with and without bronchodilator therapy. Gastroenterology 99:613–620

| Klinik | Verdacht auf (Beispiele) | Frage nach |
|---|---|---|
| Akutes Abdomen | • Perforation<br>• Pankreatitis | • Ulkus |
| Diarrhö und/oder Malabsorption | • Zöliakie (Sprue) | • Zottenatrophie im Dünndarm |
| | • Morbus Whipple | • Typischer makroskopischer und mikroskopischer Befund |
| | • Bakterielle Überwucherung | • Bakteriologie des Duodenalsaftes |
| | • Giardia lamblia | • Biopsie aus dem Duodenum: Histologie und Parasitologie |
| | • Eosinophile Gastroenteritis | • Histologie |
| Hypoproteinämie | • Morbus Ménétrier | • Makroskopischer Aspekt<br>• Schlingenbiopsie |
| | • Malabsorption (s. o.) | |
| Megaloblastäre Anämie | • Perniziosa | • Atrophie der Schleimhaut |
| Asthma | • Gastroösophagealer Reflux | • Makroskopisch sichtbare Ösophagitis |
| Metastasen | • Gastrointestinaler Tumor | • Suche nach Primärtumor<br>• Histologie |
| Hepatopathie | • Portale Hypertension | • Ösophagusvarizen |
| Pathologische Befunde bei radiologischen Untersuchungen | • Raumforderung<br>• Ulkus (vor allem: Ulcus ventriculi)<br>• Stenosen | • Dignität<br>• Ätiologie |
| | • Zenker-Divertikel<br>• Hiatushernie<br>• „Upside-down stomach" | • Gastroskopie nur bei zusätzlichen Befunden (z. B. Anämie) |

# Sachverzeichnis

Achalasie
- Indikation zur endoskopischen Dilatation 56, 57
- Indikation zur Vorsorgegastroskopie 64

akute koronare Herzkrankheit als Kontraindikation 11

akutes Abdomen, Indikation zur Gastroskopie 66, 67

Analgesie, allgemein bei Gastroskopie 9

Anämie, Indikation zur Gastroskopie 33, 42ff, 66

Angiodysplasieblutung 44
- Technik der Sklerosierung 17, 19

Anoskopie bei V.a. Blutung aus distalem Gastrointestinaltrakt 43

Antibiotikaprophylaxe 9, 30

Antikoagulation (s. Gerinnungsstörung)

Aspiration (für Bakteriologie), Technik, Indikation, Kontraindikation 12, 13

Aspirationsgefahr 9, 28, 50, 51, 58

Asthma, Indikation zur Gastroskopie 66, 67

Aufklärung, vor Gastroskopie 8, 9

Bakterielle Überwucherung, Diagnose 13

Ballondilatation
- Technik, Indikationen, Komplikationen, Kontraindikationen 26, 27
- bei maligner Stenose 62, 63
- bei benigner Stenose 56, 57, 60, 61

Ballontamponade 48, 49

Barrett-Ösophagus (s. Endobrachyösophagus)

Benzodiazepine, Sedierung bei Gastroskopie 9

Beta-Blocker 48, 49

Bicap (s. Hitzekoagulation)

Bilddokumentation 4, 5

Billroth I oder II, Indikation zur Vorsorgegastroskopie 65

Biopsie
- Technik, Indikationen, Kontraindikationen 12, 13
- Indikationen speziell 32, 38, 39, 40, 41

Bluterbrechen, Indikation zur Gastroskopie 42, 43

Blutung
- als Komplikation bei endoskopischer Therapie 12, 22, 24, 26, 28, 60
- Blutungsquellen 44, 45
- Lokalisation 42, 43
- Techniken der Koagulation 16, 18, 20
- Vorbereitung und Zeitpunkt der Gastroskopie 42

(s. auch Ösophagusvarizen, Ulkusblutung, Dieulafoy-Läsion)

Bougierung
- Technik, Indikationen, Komplikationen, Kontraindikationen 24, 25
- bei maligner Stenose 62, 63
- bei benigner Stenose 56, 57, 60, 61

Bronchoaspiration und gastroösophagealer Reflux 66, 67

Bürstenzytologie (s. Zytologie)

Chirurgisches Nahtmaterial, Entf. 15

Desinfektion des Gastroskops 2

Diarrhö, Indikation zur Gastroskopie 66, 67

Dieulafoy-Läsion-Blutung, Häufigkeit 44

Dilatationsbehandlung (s. Bougierung, Ballondilatation)

Dokumentation 4, 5

Duodenum, Normalbefund 6

Dyspepsie
- Abklärung 32, 33
- NSAID 34, 35

Dysphagie (s. Schluckstörung)

Eder-Puestow-Oliven 24, 25

Einverständniserklärung 8

Elektrische Schlinge, Technik, Indikationen, Komplikationen, Kontraindikationen 22, 23

Elektrokoagulation (s. Hitzekoagulation)

Endobrachyösophagus 36, 38, 65

Endokarditisprophylaxe 9

endoluminaler Tubus
- Technik, Indikationen, Komplikationen, Kontraindikationen 28, 29
- Stellenwert bei maligner Stenose 62, 63

69

# Sachverzeichnis

enterale Ernährung mit einer PEG, Durchführung, Komplikationen 30, 31, 58, 59
Eosinophile Gastroenteritis, Indikation zur Gastroskopie 67
Epiglottis, Normalbefund 7
Exulceratio simplex (s. Dieulafoy-Läsion)

Familiäre Polyposis, Indikation zur Vorsorgegastroskopie 65
Faßzangen, Technik, Indikation 14, 15
Fistel
- als Komplikation bei der malignen Stenose 62
- Therapie 28, 63
Flumazenil 8
Forrest-Einstellung der Ulkusblutung 47
Fremdkörperentfernung 14, 15, 54, 55
Frischblut ab ano, Indikation zur Gastroskopie 42, 43
Fundoplikatio, Verfahrenswahl bei Stenose 61
Fundusvarizenblutung (s. Ösophagusvarizenblutung)

Gardia lamblia, Indikation zur Gastroskopie 66, 67
Gastritis 12, 13, 32, 33
Gastroösophagealer Übergang, Normalbefund 6, 7
Gastroskop, Technik, Reinigung 2, 3
Gerinnungsstörung als Kontraindikation 9, 10, 11, 13, 23, 25, 27, 29, 31
Globusgefühl 50
Glottis, Normalbefund 7

Häring-Tubus (s. endoluminaler Tubus)
Heater probe (s. Hitzekoagulation)
Helicobacter pylori
- Infektionsrisiko bei Gastroskopie 2
- Ulkuskrankheit 40
Hepatitis, Infektionsrisiko 2
Hepatopathie und Ösophagusvarizen, Indikation zur Gastroskopie 67
Herpes 13
Hiatushernie 6, 66
Histologie, Technik, Indikationen, Kontraindikationen 12, 13

Hitzekoagulation
- Technik, Indikationen, Komplikationen, Kontraindikationen 18, 19
- Stellenwert bei der Ulkusblutung 46
HIV, Infektionsrisiko 2
Hot-Biopsie-Zange (s. Hitzekoagulation)
Hypoproteinämie, Indikation zur Gastroskopie 67

Indikation zur Gastroskopie (siehe verschiedene Diagnosen, z.B. Dyspepsie und verschiedene Techniken, z.B. Biopsie)
Infektionsrisiko bei der Gastroskopie 2
Injektionstherapie
- Technik, Indikationen, Komplikationen, Kontraindikationen 16, 17, 46–49
Inversion 7

Kaffeesatzerbrechen, Indikation zur Gastroskopie 42, 43
Klassifikationen (s. Schweregrade)
Komplikationen, Kontraindikationen
- allgemein bei der Gastroskopie 10, 11 (s. einzelne Techniken, z. B. Biopsie)
Kontrollgastroskopie nach Therapie
- Indikation bei Refluxösophagitis 38, 39
- Indikation bei Ulkuskrankheit 40, 41

Langzeit-pH-Metrie, Indikation bei Asthma 66
Lasertherapie
- Technik, Indikationen, Komplikationen, Kontraindikationen 20, 21, 46, 62
Ligatur, Indikation der endoskopischen Ligatur 16
Linitis plastica, Diagnose 23
Linton-Nachlas-Sonde 48
Lokalisation einer Blutung 42, 43
Lymphom, Diagnose 23

Magenangulus, Normalbefund 7
Magenausgangsstenose 27, 31, 60–63
Magenentleerungsstörung, Hinweis auf 8
Magenpolypen, Entfernung 22
Magenresektion, Indikation zur Vorsorgegastroskopie 65
Magensonde bei maligner Stenose 62

Magenspülung bei Blutung  16, 42
Malabsorption, Indikation zur Gastroskopie  66, 67
maligne Stenose, Wahl der endoskopischen Therapie  62, 63
Malignomrisiko  38, 40, 64
Mallory-Weiss-Blutung  17, 44, 45
Malnutrition, Verfahrenswahl  63
Manometrie  51, 56, 57
megaloblastäre Anämie, Indikation zur Gastroskopie  67
Meläna, Indikation zur Gastroskopie  42, 43
Metalloliven nach Eder-Puestow  24, 25
Metaplasie im Ösophagus  36, 37
Metastasen, Indikation z. Gastroskopie  67
Morbus Ménétrier  23, 65, 67
Mortalität, Gastroskopie  11

Nachbehandlung nach Gastroskopie  8, 9 (s. einzelne Techniken, z. B. Ballondilatation)
Nachsorgeuntersuchung, Indikationen  64
Nahrungsobstruktion, Indikation zur Gastroskopie  54, 55
Nichtsteroidale Antirheumatika (NSAID)  34, 35
Normalbefunde  6, 7

Oberbauchschmerz, Indikation zur Gastroskopie  33
Odynophagie, Indikation zur Gastroskopie  50, 51
Operation
– Refluxösophagitis  36
– Ulkusblutung  47
– Ösophagusvarizen  48, 49
– Achalasie  56, 60
Ora serrata, Normalbefund  6
Ösophagitis (s. Refluxösophagitis oder Verätzung)
ösophagopulmonale Fistel (s. Fistel)
Ösophagoskopie, Indikation (zur starren)  54
Ösophaguseingang, Normalbefund  6
Ösophagusstenose
– nach Ösophagusvarizenverödung  48
– nach Verätzung  53
– Verfahrenswahl der Behandlung  60–63
– Indikation zur Kontrollendoskopie  38, 39

– Schweregrad der Refluxösophagitis  36, 37
– Techniken der Behandlung  24–29
Ösophagusvarizenblutung
– Häufigkeit  45
– Behandlung  16, 17, 48, 49

Pankreatitis, Indikation zur Gastroskopie  66, 67
Pathologische radiologische Befunde, Indikation zur Gastroskopie  67
Perforation
– als Komplikation der Gastroskopie  11, 20, 24, 30, 60, 62
– als Kontraindikation der Gastroskopie  11
Peritonitis  30, 31, 53
Perkutane endoskopische Gastrostomie (PEG)
– Technik, Indikationen, Komplikationen, Kontraindikationen  30, 31, 58, 59
– Stellenwert bei maligner Stenose  63
Perniziosa  65, 67
Peptische Stenose (s. Ösophagusstenose)
Pleuraerguß nach Ösophagusvarizenblutungssklerosierung  48
Plummer-Vinson-Syndrom, Indikation zur Vorsorgegastroskopie  65
Polypblutung  16, 17, 44
Polypektomie, Technik  22, 23
Portale Hypertension, Indikation zur Gastroskopie  67
Prämedikation  8, 9, 11
Probatorische Therapie  32–35
Prophylaktische Sklerosierung bei Ösophagusvarizen  48
Prothrombinzeit (s. Gerinnungsstörung)
Puls-Oxymetrie  9
Pylorus, Normalbefund  7
Pylorushypertrophie, Verfahrenswahl  60, 61

Quick (s. Gerinnungsstörung)

Rachenanästhesie  9
Radiologische Untersuchung
– Achalasie  56, 57
– bei Magentumor  22
– endoluminaler Tubus  28
– Indikation bei Schluckstörung  50, 51
– Indikation zur Gastroskopie bei pathologischem Befund  66, 67

- nach Dilatation 24, 26
- vor Fremdkörperentfernung 54, 55
Reflux von Magensaft 62, 66
Refluxösophagitis
- endoskopische Klassifikation 36, 37
- Indikation zur Biopsie 38
- Indikation zur Gastroskopie 38, 39
Refluxsymptome, Indikation zur Gastroskopie 33
Reinigung des Gastroskops 2
Rezidivblutung, Häufigkeit 47
Rezidivprophylaxe
- Ösophagusvarizenblutung 48
- Refluxösophagitis 38, 39
- Ulkuskrankheit 40, 41

Saugbiopsie 12
Savary-Einteilung der Refluxösophagitis 36, 37
Savary-Guillard-Bougies 24, 25
Schleimhautatrophie, Suche nach 67
Schlingenpolypektomie und -biopsie, Technik und Indikationen 22, 23
Schluckstörung, Indikation zur Gastroskopie 50, 51
Schutzschlauch, Technik und Indikationen 14, 15
Schweregrade
- Refluxösophagitis 36, 37
- Ulkusblutung 46, 47
- Verätzung 52, 53
Sedierung 8, 9, 20, 24, 26, 28, 30
Sengstaken-Blakemore-Sonde 48
Sklerotherapie (s. Injektionstherapie)
Sklerosierungsmittel 16, 48, 49
Sondendiät (s. enterale Ernährung)
Sprue, Suche nach 66, 67
starre Ösophagoskopie, Indikation 54
Stenose
- Indikation zur Gastroskopie bei radiologischem Nachweis 67
- Verfahrenswahl 60–63
Streßulkusblutung, Häufigkeit 45
Striktur (s. Ösophagusstenose)
Szintigraphischer Nachweis einer Bronchoaspiration 66, 67

Telangiektasienblutung, Häufigkeit 44
Tumorabtragung 18–23

Tumorblutung
- Blutstillung 16–21
- Häufigkeit 45
Tumorstenose, Behandlung 20, 21, 28, 29, 31, 63
Tumorsuche, Indikation zur Gastroskopie 67

Überwachung während der Gastroskopie 8, 9
Ulcus duodeni und ventriculi
- Indikation zur Biopsie 12, 13, 41
- Indikation zur Gastroskopie 40, 41
- Indikation zur Gastroskopie bei radiologischem Nachweis 67
Ulkus im Ösophagus 36–39
Ulkusblutung (Magen, Duodenum)
- Einteilung 46, 47
- Häufigkeit 45
- Häufigkeit der Rezidivblutung 47
- Häufigkeit bei NSAID 34
- Vergleich der endoskopischen Behandlungsmethoden 46
Untersuchungsdauer 6

Vagotomie, Indikation zur Vorsorgegastroskopie 65
Verätzung
- Indikation zur Gastroskopie 52, 53
- Indikation zur Vorsorgegastroskopie 65
Videoaufzeichnung 5
Videogastroskop 2, 3
Vorbereitung für Gastroskopie
- allgemein 8, 9
  (s. einzelne Techniken, z.B. Ballondilatation)
Vorsorgeuntersuchung
- Indikationen 64, 65

Z-Linie, Normalbefund 6, 7
Zenker-Divertikel
- als Kontraindikation 10, 11
- Indikation zur Gastroskopie bei radiologischem Nachweis 67
- Perforationsrisiko 6
Zöliakie, Suche nach 67
Zottenatrophie im Dünndarm, Suche nach 67
Zytologie, Technik und Indikation 12, 13

MIX
Papier aus verantwortungsvollen Quellen
Paper from responsible sources
FSC® C105338

If you have any concerns about our products,
you can contact us on
**ProductSafety@springernature.com**

In case Publisher is established outside the EU,
the EU authorized representative is:
**Springer Nature Customer Service Center GmbH
Europaplatz 3, 69115 Heidelberg, Germany**

Printed by Libri Plureos GmbH
in Hamburg, Germany